FISCHER

URSULA NUBER

Eigensinn

Die starke Strategie gegen Burn-out und Depression – für ein selbstbestimmtes Leben

FISCHER

FSC
www.fsc.org
MIX
Papier aus verantwortungsvollen Quellen
FSC® C083411

Erschienen bei FISCHER Taschenbuch,
Frankfurt am Main, Februar 2016

Satz: Pinkuin Satz und Datentechnik, Berlin
Druck und Bindung: CPI books GmbH, Leck
Printed in Germany
ISBN 978-3-596-03101-6

Inhalt

»Seelenstärke ist die Fähigkeit, nein zu sagen,
wenn die Welt ja hören will.«

Erich Fromm

Vorwort

Um es gleich vorweg zu sagen: Der Eigensinn hat ein schlechtes Image. Menschen mit dieser Eigenschaft kommen in der Regel nicht gut an. Sie gelten als schwierig, unbequem, unangenehm, stur, dickköpfig, ungehorsam, trotzig, besserwisserisch, uneinsichtig. Ein eigensinniger Mensch ist ein anstrengender Zeitgenosse, der unbequeme Fragen stellt, sich mit Antworten, die anderen genügen, nicht zufrieden gibt, grundsätzlich anderer Meinung ist und konsequent auf Schwierigkeiten hinweist, wo andere gar keine sehen. Mit Eigensinnigen ist nicht gut Kirschen essen. Sie stören die Harmonie, weichen von der Norm ab und können ganz schön nerven. So die verbreitete Meinung. Es ist also alles andere als ein Adelsprädikat, wenn man als »eigensinnig« tituliert wird. Jeder, den es trifft, weiß sofort: »Das ist kein Lob!«

Der Eigensinn gehört für die meisten Menschen also ganz sicher nicht zum Kanon erwünschter Eigenschaften. Würde ich Sie fragen, was Sie an sich ändern wollten, dann würden Sie wohl kaum antworten: »Ich will unbedingt eigensinniger werden.« Und doch haben Sie zu diesem Buch gegriffen. Warum? Ich vermute, weil Sie längst das Potential ahnen, das im Eigensinn steckt, und weil Sie insgeheim wissen, dass es für Sie von Vorteil wäre, wenn Sie eigensinniger durchs Leben gingen. Sie ahnen, dass Ihr Nicht-eigensinnig-Sein Ihnen im Wege steht und Sie es sich oft unnötig schwermachen: Weil Sie sich zu bereitwillig anpassen und Ihre Bedürfnisse, Ihre Sicht der Dinge zu wenig wichtig nehmen; weil Sie sich immer wieder in Situationen wiederfinden, die Sie sich nicht selbst ausgesucht haben; weil Sie sich häufig wie eine Marionette fühlen, die nach fremden Regieanweisungen tanzt; weil oft das, was Sie wollen oder nicht wollen, kein Thema ist. Stattdessen geben Sie viel zu bereitwillig anderen zuliebe nach und vernachlässigen die Dinge, die Ihnen wirklich wichtig sind.

Wenn das Ihre Situation ist und Sie sich wie ein Hamster im Laufrad fühlen, spüren Sie ganz sicher die Folgen: Es geht Ihnen nicht wirklich gut. Sie fragen sich, welchen Sinn die ganze Plackerei überhaupt noch hat und die viel beschworene Work-Life-Balance gelingt nur mit äußerster Anstrengung. Wahrscheinlich haben Sie bereits alles Mögliche ausprobiert, um Ihr Befinden zu verbessern. Yoga, Meditation, Schweigetage im Kloster, Thai Chi, Stressreduktionstraining oder andere wunderbare Methoden, die wichtige Erkenntnisse vermitteln. Aber erleichtern diese auch nachhaltig Ihren Alltag? Wahrscheinlich nicht. Der Eigensinn kann das. Er ist *das* Mittel der Wahl, wenn Sie Gefahr laufen, sich selbst zu verlieren (oder sich vielleicht schon gar verloren haben). Der Eigensinn ist die Lösung für so manches private und berufliche Problem. Wenn Sie eigensinnig sind, kommen Ohnmachts- und Überforderungsgefühle nicht so schnell auf. Und wenn doch, dann werden Sie besser damit fertig, weil Sie mit dem Eigensinn ein mächtiges Abwehrmittel gegen die Zumutungen unserer Zeit besitzen. Denn wenn Sie eigensinnig denken und handeln, sorgen Sie dafür, dass Sie als *die* Person wahrgenommen werden, die Sie sind – mit Ihrer Sicht der Dinge, Ihrer Meinung, Ihrem Willen, Ihren Bedürfnissen. Der Eigensinn ist eine Art »Leibwächter«: Er passt auf Sie auf und achtet darauf, dass Sie sich nicht ausnutzen lassen, dass Sie sich nicht bereitwillig anpassen, dass Sie nicht auf Ihre Rechte verzichten, dass Sie nicht Ihre Kräfte verschleudern.

Wenn Sie eigensinnig sind, fällt Ihnen das Leben leichter: Sie haben weniger Probleme in Ihrer Partnerschaft und Ihrer Familie, Sie haben es einfacher mit Kollegen und Vorgesetzten, Sie haben es nicht zuletzt auch leichter mit sich selbst. Sie fühlen sich nicht länger als Spielball irgendwelcher Mächte oder anderer Menschen, sondern gehen Ihren eigenen Weg.

Ohne Übertreibung kann man sagen: Eigensinn ist eine Grundvoraussetzung, um in der heutigen Zeit mit ihren vielfältigen Herausforderungen seelisch stabil und gesund zu bleiben. Inzwischen gibt es eindrucksvolle Belege dafür, dass eigensinnige Menschen seltener krank sind als eher angepasste Zeitgenossen und dass sie sogar länger leben. Der Grund: Eigensinn stärkt das seelische Immunsystem und lässt krankmachende Gefühle wie Resignation, Fatalismus, Hilflosigkeit oder auch Ärger nicht überhandnehmen. Ein »eigener Kopf« verhindert quälende Grübeleien und Selbstzweifel und bietet damit einen hervorragenden Schutz vor Stresserkrankungen wie Burn-out und Depression. Deshalb: Wenn Sie an Körper und Seele gesund bleiben (oder werden) wollen, ist Eigensinn die allerbeste »Medizin«.

Es gibt also gute Gründe, sich mit dem Eigensinn und seinen Qualitäten vertrauter zu machen und das Projekt »eigensinniger werden!« Schritt für Schritt in Angriff zu nehmen. Dieses Buch will Sie dazu ermutigen. Auf den nächsten Seiten erfahren Sie,

- ob die Vorstellungen zutreffen, die Sie sich bislang vom Eigensinn gemacht haben. Die Frage »Was ist Eigensinn – und was nicht?« beantwortet Kapitel 1;
- wie es bislang mit Ihrem Eigensinn bestellt ist und welchen Stellenwert er im Moment in Ihrem Leben einnimmt. Das Kapitel 2, *Wie eigensinnig sind Sie?*, liefert Anhaltspunkte für Ihren »Eigensinn-Quotienten«;

- woher Ihre Schwierigkeiten mit dem Eigensinn kommen. Das Kapitel 3, *Erziehung zum Gehorsam*, zeigt, welche Rolle die Erfahrungen spielen, die Sie als Kind mit Gehorsam und Ungehorsam machen konnten oder mussten. Erst wenn Sie die eigenen inneren Barrieren und deren Ursprung aufdecken, können Sie das eigene Handeln besser verstehen – und langfristig verändern;
- welche Folgen es für Sie hat, wenn es Ihnen an Eigensinn mangelt. Sicher bringen Sie so manches Problem, mit dem Sie sich herumschlagen, bislang nicht mit dem fehlenden Eigensinn in Zusammenhang. Ihre tiefe Erschöpfung führen Sie auf Arbeitsüberlastung zurück, Ihre Niedergeschlagenheit kreiden Sie Ihrem Pessimismus an, Ihre Selbstzweifel versuchen Sie vielleicht durch positives Denken in den Griff zu bekommen. Möglicherweise ginge es Ihnen besser, wenn Sie ein eigensinniger Mensch werden könnten? Das Kapitel 4, *Wenn der Eigensinn fehlt. Diagnosen und eigensinnige Gegenstrategien*, führt Ihnen vor Augen, welche Auswirkungen es hat, wenn Sie zu wenig eigensinnig sind;
- dass Sie eigensinniges Denken und Handeln sofort in Ihren Alltag integrieren können. Kapitel 5 zeigt Ihnen, wie das geht.

Für das »Projekt Eigensinn« brauchen Sie Beharrlichkeit. Lassen Sie sich nicht einschüchtern und ins Bockshorn jagen. Sie müssen damit rechnen, dass die Menschen in Ihrer nächsten Umgebung irritiert und mit Unverständnis auf Ihr eigensinniges Verhalten reagieren. Das ist nicht verwunderlich, denn als Andersdenkender stiften Sie Unruhe, als Abweichler sind Sie unbequem. Es kann daher schon sein, dass Sie öfter mal alleine stehen und nicht auf Unterstützung hoffen können. Denn, so Mark Twain, »wir alle lieben jene Menschen, die frisch heraus sagen, was sie denken, sofern sie dasselbe denken wie wir«. Oder, um es mit den Worten der Schauspielerin Sophia Loren zu sagen: »Ganz und gar man selbst zu sein, kann schon einigen Mut erfordern.«

Hans Kohlhase lebte im 16. Jahrhundert als Kaufmann im brandenburgischen Cölln an der Spree. Auf dem Weg zur Leipziger Messe im Jahre 1532 wurden ihm auf Befehl des Junkers von Zaschnitz zwei seiner Pferde abgenommen. Ihm wurde vorgeworfen, die Tiere gestohlen zu haben. Kohlhase empfand diese Tat zu Recht als himmelschreiende Ungerechtigkeit und versuchte, sowohl seine Pferde wiederzubekommen, als sich auch vom Vorwurf des Diebstahls zu rehabilitieren. Aber seine juristischen Bemühungen blieben erfolglos und Kohlhase schwor Rache. Er brannte Häuser in Wittenberg nieder und beging noch viele andere Verbrechen. Im Jahre 1540 wurde er in Berlin durch Rädern hingerichtet.

Wohl für die meisten gilt diese Geschichte, die Heinrich von Kleist in seiner Novelle Michael Kohlhaas verewigt hat, als abschreckendes Beispiel. Sie ziehen daraus die Folgerung, dass es nicht sinnvoll ist, stur und eigensinnig auf seinem Recht zu bestehen, und dass der Klügere nachgeben sollte, wenn er einsieht, dass er nicht gewinnen kann. Man kann die Geschichte von Michael Kohlhaas tatsächlich als Warnung vor zu großem Eigensinn lesen.

Man kann sie auch anders interpretieren: Der Kaufmann Kohlhase wehrte sich gegen die Willkür und Ungerechtigkeit der Obrigkeit, er wollte nicht auf sein Recht »um des lieben Friedens willen« verzichten. Sein Eigensinn half ihm, sich und seine Werte nicht zu verraten. Auch das erzählt die Geschichte von Michael Kohlhaas.

I Was Eigensinn ist – und was nicht

Der preußische General Carl Philipp von Clausewitz hatte eine eindeutige Meinung zum Eigensinn: Er hielt ihn für einen »Fehler des Gemüts«. Eigensinnigen Menschen attestierte er einen unbeugsamen Willen und eine »Reizbarkeit gegen fremde Einrede«. Ursache des Eigensinns, so meinte der General, sei eine »besondere Art von Selbstsucht«. Verständlich, dass der Militär im Eigensinn nichts Gutes sehen kann – im militärischen Leben zählt Gehorsam, ein eigener Wille ist nicht erwünscht. Aber warum hat eigensinniges Verhalten im ganz normalen zivilen Alltag so ein schlechtes Ansehen? Warum empfindet man die Zuschreibung »Du bist eigensinnig!« nicht als Lob? Warum glauben die meisten Menschen: »Wenn ich bei anderen gut ankommen und beliebt sein will, dann sollte ich mir eigensinniges Verhalten besser abschminken?«

Stellen Sie sich vor: Sie bewerben sich auf eine interessante Stelle und die Personalleiterin konfrontiert Sie mit der bei Arbeitgebern so beliebten Frage: »Was ist Ihre größte Stärke?« Sie antworten: »Ich bin eigensinnig.«

Stellen Sie sich vor: Sie haben online einen interessanten Menschen kennengelernt und treffen diese Person nun zu einem ersten Date. Früher oder später kommt das Gespräch unweigerlich auf Ihre Charaktereigenschaften, und unter anderem gestehen Sie Ihrem durchaus sympathischen Gegenüber: »Ich bin ziemlich eigensinnig.«

Stellen Sie sich vor: Die Klassenlehrerin Ihres Grundschulkindes beklagt sich, Ihre Tochter oder Ihr Sohn sei so eigensinnig, würde immer alles hinterfragen und sich zur Wehr setzen, wenn sie oder er sich ungerecht behandelt fühlt. Die Lehrerin erwartet, dass Sie entsprechend auf Ihr Kind einwirken. Doch statt sich kleinlaut zu entschuldigen, sagen Sie: »Das ist doch gut so!«

Was glauben Sie, wie diese drei Szenen enden? Bekommen Sie die Stelle? Wird aus dem Date eine feste Beziehung? Zeigt die Lehrerin Einsicht? All das ist eher unwahrscheinlich. Denn die Personalleiterin wird keinen »Querulanten« einstellen wollen, sie fürchtet die Schwierigkeiten, die ein eigensinniger Kollege, eine eigensinnige Kollegin in einem Team anrichten kann. Auch die zunächst durchaus an Ihnen interessierte Dating-Bekanntschaft reagiert auf einmal ganz reserviert und sucht baldigst das Weite. Jemand, der sich offen zu seinem Eigensinn bekennt, macht als Partner oder Partnerin doch nur Schwierigkeiten. Und die Lehrerin? Sie wird Ihnen konsterniert einen Vortrag darüber halten, welch schlimme Folgen der »Dickkopf« Ihres Kindes hat.

Diese Beispiele zeigen ganz klar: Eigensinn weckt bei anderen Argwohn und Abwehr. Ein Grund dafür liegt in der Vorstellung, die man sich gemeinhin von einem eigensinnigen Menschen macht. Wenn man kein realistisches Bild dieser Eigenschaft hat, wird man sich schwertun, eigensinniger zu werden. Deshalb muss zunächst der Begriff Eigensinn von den vielen Missverständnissen, die ihn überwuchert haben, freigelegt, und seine tatsächliche Verwandtschaft mit wichtigen Konzepten der Psychologie beschrieben werden. Also:

Was ist Eigensinn wirklich – und was ist er nicht?

Eigensinn gleich Egoismus?

Wer seine Interessen artikuliert und deutlich sagt, was er will und was nicht, wird schnell als aggressiv und egoistisch kritisiert. »Der will seinen Willen durchsetzen, der ist rücksichtslos, der geht über Leichen«, heißt es dann. Doch wenn man sich vor Augen führt, was aggressives, egoistisches Verhalten kennzeichnet, wird schnell klar, dass Eigensinn und Aggression nichts miteinander zu tun haben. Der Psychologe Heinz Ryborz beschreibt einen aggressiven, egoistischen Menschen so: Dieser »ist überlegen auf Kosten anderer, setzt andere herab und erreicht sein Ziel durch Verletzung anderer«. Für einen aggressiven Menschen ist es eine Katastrophe, wenn er seinen Willen nicht bekommt und die Einstellung »Ich setze meine Interessen durch, was aus den anderen wird, interessiert mich nicht«, ist für ihn typisch.

Egoismus bedeutet, so die Definition des Duden: Ich-Bezogenheit, Ich-Sucht, Selbstsucht. Egoistische Menschen fragen: »Was bringt es mir?«, und interessieren sich wenig oder gar nicht für die Bedürfnisse anderer. Solidarität und Einfühlungsvermögen bleiben bei Egoisten auf der Strecke. Sie geben ihre Meinung als Tatsachen aus (»So wie ich das sehe, ist es richtig.«), sie neigen dazu, anderen die Schuld zu geben (»Du hast ja nicht auf mich gehört.«), oder sie drohen anderen, wenn die nicht spuren. (»Wenn du nicht machst, was ich will, wird das Konsequenzen haben!«) Auch die Worte »sollte« und »müsste« tauchen häufig in ihrem Wortschatz auf, und sie setzen andere herab. (»Das weiß doch jeder!«) Außerdem neigen egoistische Menschen zu manipulativem Verhalten. Um zu erreichen, was sie wollen, ist ihnen jedes Mittel recht – auch seelische Erpressung. (»Wenn dir wirklich etwas an mir liegt, dann fährst du nicht auf den Kongress, sondern bleibst bei mir.«) Meist setzen sie sich mit ihrem Willen durch, weil die anderen dem massiven Druck nachgeben.

Doch akzeptiert und gemocht werden diese Menschen in der Regel nicht – selbst wenn sie oft erfolgreich sind und andere »im Griff« haben.

Auch wenn heute viel vom »gesunden« Egoismus die Rede ist – wohl niemand wird sich ernsthaft mit dieser Eigenschaft brüsten wollen. Weil Eigensinn fälschlicherweise mit Rücksichtslosigkeit und Egoismus in Verbindung gebracht wird, ist es nicht verwunderlich, wenn man von dieser Eigenschaft nicht viel hält. Doch hier liegt das große Missverständnis: Eigensinn hat nichts mit Egoismus oder mit rücksichtslosem Durchsetzen der eigenen Interessen zu tun. Eigensinnig sein heißt nicht »ich zuerst«, heißt nicht, sich egoistisch über die Rechte und Bedürfnisse anderer hinwegzusetzen und ohne Rücksicht auf Verluste nur seine Ziele zu verfolgen. Eigensinnig sein heißt nicht, egoistisch zu handeln.

Was aber heißt es dann? Was für ein Mensch sind Sie, wenn Sie eigensinnig sind? Worin besteht der Unterschied zwischen einer eigensinnigen und einer egoistischen Person?

Als eigensinniger Mensch setzen Sie sich für Ihre Rechte und Interessen ein, aber in einer Art und Weise, die die Rechte anderer nicht verletzt und auch nicht deren Gefühle. Während Egoisten der Meinung sind, »Die Welt ist grundsätzlich feindlich, deshalb muss ich schauen, wo ich bleibe«, haben Sie als Eigensinniger eine ganz andere Haltung: »Ich habe Bedürfnisse und Wünsche. Andere haben auch Bedürfnisse und Wünsche. Ich habe Rechte und darf sie artikulieren – andere haben auch Rechte.« Sie respektieren Ihre eigenen Rechte und die der anderen.

Ein egoistischer Mensch dagegen drängt anderen seine Meinung auf und lässt keine andere gelten.

Ein Beispiel verdeutlicht den Unterschied zwischen egoistischem und eigensinnigem Verhalten: Stellen Sie sich vor, Sie halten einen Vortrag in einem Saal vor vielen Menschen. Sie sind verständlicherweise etwas nervös, aber alles läuft gut.

Die Gesichter der Zuhörer signalisieren Interesse. Doch nach einer Weile unterbricht Sie ein Herr aus den vorderen Reihen und fragt laut und vorwurfsvoll »Schön und gut, aber was ist die Lösung?« Sie haben verschiedene Reaktionsmöglichkeiten: Sie können Ihre Verärgerung zeigen und den Herrn kurz abfertigen: »Bitte stören Sie nicht den Vortrag.« Das wäre ein aggressives Verhalten. Oder Sie bedanken sich für die Frage und bitten ihn um Geduld, am Ende des Vortrags werden Sie auf sein Anliegen eingehen. Diese Reaktion ist im besten Sinne eigensinnig. Sie respektieren das Anliegen des Zuhörers, verlieren aber Ihr eigenes Recht nicht aus den Augen, Ihren Vortrag ungestört weiter fortzusetzen.

Wenn Sie eigensinnig sind, halten Sie mit Ihren Ansichten nicht hinterm Berg. Aber anders als der Egoist, lassen Sie Ihren Mitmenschen aber immer ausreichend Raum, damit auch diese ihre Meinung vortragen und ihre Bedürfnisse äußern können. Sie erwarten nicht, wie der Egoist, dass andere Menschen Ihnen »zu Diensten« sind. Wichtig ist Ihnen aber, dass der andere Ihren Willen kennt. Sie kommunizieren mit dem Gegenüber auf Augenhöhe. Eine Auseinandersetzung über gegensätzliche Meinungen ist für Sie kein Konflikt, bei dem es einen Sieger geben muss. Der Austausch über unterschiedliche Interessenlagen ist Ihnen jedoch wichtig. Das kann in einem Kompromiss enden oder auch in der Feststellung »We agree that we disagree« – Wir stimmen darin überein, dass wir nicht übereinstimmen.

Als eigensinniger Mensch kennen Sie keine falsche Bescheidenheit. Sie stellen Ihr Licht nicht unter den Scheffel, sondern sind stolz auf Ihre Leistung und Ihr Können – und zeigen das auch. Aber anders als ein egoistischer Zeitgenosse, halten Sie sich nicht für den Nabel der Welt, sondern lassen auch die Leistungen anderer gelten. Arthur Schopenhauer beschrieb den Egoismus als eine Gesinnung, bei der ein Mensch »sich zum Mittelpunkt der Welt macht, seine eigene

Existenz und Wohlsein vor dem andern berücksichtigt, ja auf dem natürlichen Standpunkte alles andere dieser aufzuopfern bereit ist, bereit ist, die Welt zu vernichten, um nur sein eigenes Selbst, diesen Tropfen im Meer etwas länger zu erhalten.« Auf einen eigensinnigen Menschen kann diese Beschreibung nicht zutreffen.

Eigensinn ist gleich Egoismus? Auf keinen Fall! Als eigensinniger Mensch setzen Sie sich für sich selbst ein. Aber genau dasselbe Recht gestehen Sie auch anderen Menschen zu. Sie zwingen anderen nicht Ihren Standpunkt oder Ihren Willen auf – allerdings sorgen Sie dafür, dass diese erfahren, was Sie denken, fühlen und wünschen. Sie verkehren mit anderen auf Augenhöhe, das heißt: Ihr Wille ist niemals mehr wert – aber auch nicht weniger – als der eines anderen Menschen. Deshalb: Eigensinn und Egoismus sind zwei ganz verschiedene Paar Schuhe.

Eigensinn gleich Selbstverwirklichung?

Selbstverwirklichung ist ein Begriff, der etwas aus der Mode gekommen ist. In den 1970er Jahren galt »sich selbst verwirklichen« als ein unabdingbares Ziel der Persönlichkeitsentwicklung. Der humanistische Psychologe Abraham Maslow verstand unter Selbstverwirklichung »das menschliche Verlangen nach Selbsterfüllung«. In den 1970er Jahren führte er eine Studie zu diesem Thema durch und stellte fest: Selbstverwirklichte Personen »kann man autonom nennen, das heißt, von den Gesetzen beherrscht, die sich aus ihrem eigenen Charakter ergeben und nicht von jenen der Gesellschaft«. Selbstverwirklichte Menschen, so Maslow, seien eine »weniger angepasste, weniger breitgeschlagene, weniger verformte« Gruppe.

Selbstverwirklichte Menschen kennen ihre Gefühle und

Gedanken, sie besitzen einen starken Willen und sorgen für geeignete Voraussetzungen, um ihre besonderen Fähigkeiten entwickeln und zum Ausdruck bringen zu können. »Wenn der Mensch im Wesentlichen nicht abgelenkt wird, entwickelt er sich zur Selbstverwirklichung hin«, so die Psychoanalytikerin Karen Horney. Wird er aber »abgelenkt« – und dies geschieht vor allem durch entsprechende Erziehungsmaßnahmen wie Kapitel 3 zeigt – verliert er die Überzeugung, »eine aktiv bestimmende Kraft im eigenen Leben zu sein«, wie Karen Horney meint. Und damit geht auch der eigene Sinn verloren.

Wie der Eigensinn ist auch die Selbstverwirklichung in Verruf geraten. Das liegt zum einen daran, dass die Menschen, die sich in den 70er und 80er Jahren des letzten Jahrhunderts auf den Weg zu sich selbst begaben, das Konzept sehr individualistisch und egozentrisch auslegten. Selbstverwirklichung wird meist mit dem abgrenzenden »Ich bin ich, und du bist du. Ich bin nicht auf dieser Welt, um nach deinen Erwartungen zu leben, und du nicht, um meine zu erfüllen« in Zusammenhang gebracht. Dieses sogenannte »Gestaltgebet« des Psychologen Frederick S. Perls hat die Psycho-Welle der 1970er und 1980er Jahre wesentlich geprägt – aber auch zu einem verzerrten Bild der »Selbstverwirklichung« beigetragen.

Inzwischen wird der Begriff, so der Psychotherapeut Dieter Schnocks »inflationär verwendet und ist nahezu sinnentleert. Zeitschriften liefern simplifizierende 10-Punkte-Tipps, und der Job wird gekündigt, weil er kaum Möglichkeiten bietet, sich selbst zu verwirklichen.«

Mit Selbstverwirklichung sind also ebenso wie mit dem Eigensinn falsche Vorstellungen verbunden, die dazu geführt haben, dass Selbstverwirklichung wie Eigensinn mit Egoismus gleichgesetzt werden. Doch der Wunsch, sich selbst zu verwirklichen, hat nichts mit dem egoistischen »Ich bin ich« der Psychowelle zu tun. Der Sinn der Selbstverwirklichung liegt vielmehr darin, erklärt der Philosoph Magnus Schlette, »unser Leben um seiner selbst willen zu führen, es nach eigener Façon, ohne Bevormundung durch Dritte zu gestalten, und dass es dabei um die Entfaltung persönlicher Eigenschaften und Anlagen, um die Ausbildung von Fähigkeiten, um die Befriedigung von Bedürfnissen, die Erfüllung von Wünschen und die Umsetzung ... von Lebensplänen geht.« Ersetzt man in dieser Beschreibung das Wort »Selbstverwirklichung« durch »Eigensinn« wird klar: Eigensinn hat sehr viel mit Selbstverwirklichung zu tun, konkret schafft er die Voraussetzungen, um unser Leben ohne »Bevormundung durch Dritte« führen zu können. Nur ein eigensinniger Mensch kann sich selbstverwirklichen.

Auch der Analytiker Carl Gustav Jung hielt die Selbstverwirklichung – er sprach in diesem Zusammenhang von »Individuation« – für wesentlich, um der Mensch zu werden, als der man gedacht ist. Wir sollten, so meinte er, »bescheiden danach streben, uns selbst zu erfüllen und möglichst vollständige Wesen zu werden«. Im Zuge dieses Prozesses geht es darum, sich selbst zu behaupten, eigene Ziele zu finden und zu verfolgen, sich von den Erwartungen anderer und deren Regeln zu emanzipieren, nicht das zu tun, was man tun »soll«, sondern das, was man will. Um das herauszufinden, so Jung, muss man sich mit seinem »Schatten«, den durch Erziehung und Geboten unterdrückten und vernachlässigten Seiten auseinandersetzen, und diesen zu ihrem Recht verhelfen. In diesem Prozess, so schreibt der Psychologe Andreas Dick, wird man »immer mehr zu der Person, die man eigentlich ist, statt lediglich zu leben, was man darzustellen gewohnt ist«.

Eigensinn ist die Voraussetzung dafür, dass wir uns nicht von uns selbst entfernen und selbstbestimmt leben können. Er ist die Garantie, dass wir nicht von fremden Erwartungen und Einflüssen geformt und beeinflusst werden. Eigensinn kann also zu Recht als Voraussetzung für Selbstverwirklichung bezeichnet werden. Denn der Eigensinn hilft, in Kontakt mit sich selbst zu bleiben, mit den eigenen Bedürfnissen und Wünschen – also dem »Eigentlichen« im Leben. Wer eigensinnig ist, fragt bei allem, was geschieht, ob und welchen Sinn es für ihn ganz persönlich hat. Er lässt sich nicht von anderen bestimmen und steuern, sondern hält die Fäden selbst in der Hand.

Eigensinnige, selbstverwirklichte Menschen sind Nonkonformisten. Das heißt, sie können durchaus unbequem sein: zum einen für sich selbst, denn sie müssen es aushalten, dass sie unter Umständen als Außenseiter und Störenfried betrachtet werden. Unbequem aber sind sie vor allem für die Nichteigensinnigen, denen ein eigensinniger Mitmensch zeigt: Es geht auch anders. Man braucht sich nichts gefallen zu lassen.

Eigensinn gleich Resilienz?

Resilienz hat im Englischen die Bedeutung von »Widerstandsfähigkeit, Elastizität« und meint in der Psychologie die Fähigkeit, »Krisen unter Rückgriff auf persönliche und sozial vermittelte Ressourcen zu meistern und als Anlass für Entwicklung zu nutzen«. So hat es die im Jahr 2010 verstorbene Psychotherapeutin und Resilienz-Expertin Rosemarie Welter-Enderlin formuliert. Manchmal wird Resilienz auch verglichen mit einem elastischen Bungeeband, das uns in angespannten und schwierigen Zeiten davor bewahrt, Mut und Zuversicht zu verlieren. Wenn es das Leben mal nicht so gut mit uns meint, schützt uns dieses seelische Bungeeband davor, unsanft auf dem Boden aufzuprallen, es gibt uns die notwendige Elastizität, uns den Gegebenheiten auf eine Weise anzupassen, die uns davor bewahrt, zusammenzubrechen.

Resilienz ist heute wichtiger denn je, weil unsere seelische »Elastizität« durch die enormen Herausforderungen unserer Zeit besonders beansprucht wird. Viele Bücher und Studien zum Thema Resilienz beschäftigen sich daher mit der Frage, wie es uns gelingen kann, dem Stress in Beruf und Privatleben angemessen zu begegnen und auch in belastenden Situationen an Leib und Seele gesund zu bleiben. Es mangelt nicht an Hinweisen, wie wir lernen können resilienter zu werden. Der Eigensinn wird dabei nicht erwähnt.

Dabei ist gerade *er* es, dem wir seelische Widerstandskraft verdanken. Ohne Eigensinn können sich resiliente Denk- und Verhaltensweisen kaum entwickeln. Eigensinn ist *der* Weg zur Resilienz. Wenn wir in der Lage sind, eigensinnig zu denken und zu handeln, dann schaffen wir uns jenes flexible Bungeeband, das uns vor schmerzhaften seelischen Abstürzen bewahrt. Was die Forschung als typisch für resiliente Menschen herausgefunden hat, gilt auch für eigensinnige: Resiliente Menschen sind Optimisten. Sie betrachten Schwierigkeiten als vorübergehend, erwarten, dass sie sie meistern und die Dinge zum Positiven beeinflussen können. Sie können Ungewissheit und Unsicherheiten aushalten, verfügen über eine gesunde Selbstdistanz und können über sich selbst auch mal lachen. Resiliente Menschen verstellen sich nicht, sie zeigen sich so, wie sie sind, sie bewerten nicht, wollen aber auch nicht bewertet werden. Sie sind überzeugt, dass sie sich durch schwierige Erfahrungen weiter entwickeln. Typische Aussagen von Resilienten sind beispielsweise: »Ich konnte schon mal Unglück in Glück umwandeln und habe Nützliches aus schlechten Erfahrungen gewonnen.« Oder: »Wenn etwas Unvorhergesehenes geschieht und ich vor einer Herausforderung stehe, kremple ich die Ärmel hoch und handle.«

Resilienten Menschen fällt das Leben leichter, und zwar gleichgültig, ob es positive Erfahrungen oder belastende Erfahrungen bereithält. »Ein Mensch, der seine Resilienz, seine inneren Kraftquellen, zu nutzen weiß, kommt mit sich, mit den anderen, mit dem Leben gut aus«, stellt die Psychotherapeutin Brigitte Dorst fest.

Betrachtet man die Erkenntnisse der Resilienzforschung aus dem Blickwinkel des Eigensinns, fällt schnell auf, dass Eigensinn eine wichtige Voraussetzung für diese seelische Widerstandsfähigkeit ist. Wenn wir den Geschehnissen des Lebens und anderen Menschen eigensinnig begegnen, bewahrt uns das seelische Bungeeband vor Abstürzen. Eigensinnige Menschen sind resiliente Menschen. Eigensinn ist *der* Weg zur Resilienz.

Eigensinn gleich Autonomie?

Autonomie ist ein viel benutzter und häufig ebenfalls missverstandener Begriff. Viele assoziieren damit völlige Unabhängigkeit von anderen. Sie artikulieren damit oft auch ein Bedürfnis nach Abgrenzung oder wollen ihre eigene Bedeutung damit betonen. Doch all das ist nicht Autonomie. »Autonom-Sein ergibt sich nicht aus Ideen über die eigene Bedeutsamkeit, sondern aus den Möglichkeiten des ungehinderten Erlebens der eigenen Wahrnehmungen, Gefühle und Bedürfnisse«, definiert der Psychoanalytiker Arno Gruen diesen Begriff.

Autonomie ist ein Grundbedürfnis eines jeden Menschen – neben dem Bedürfnis nach Zugehörigkeit und dem nach Kompetenz, wie die Psychologen Edward Deci und Richard Ryan in ihrer sogenannten »Selbstbestimmungstheorie« formuliert haben. Nach Autonomie zu streben heißt: Wir wollen möglichst viel selbst wählen und mitbestimmen, wenn es um unsere Lebensverhältnisse geht, unsere Ziele und Pläne. Wir wollen das tun, was wir selbst interessant und attraktiv finden. Autonomie heißt, frei darüber bestimmen zu können, wie wir durchs Leben gehen. Wenn wir autonom sind, reagieren wir wachsam und sensibel auf alle Angriffe auf unsere Unabhängigkeit und begegnen den vielen »Du sollst/Du darfst nicht«-Vorgaben mit Skepsis. Als autonomer Mensch verfügen wir über die wichtige »Selbststeuerungsfähigkeit«. Mit dieser lässt sich, wie der Psychotherapeut und Neurowissenschaftler Joachim Bauer schreibt, »im Leben vieles, ohne sie nichts erreichen. Ihr tiefer Sinn liegt darin, unser ganz eigenes, wahres Leben zu leben.«

Doch Autonomie ist mehr als Selbstbestimmung und Selbststeuerung, wie die Autoren Michael Pauen und Harald Welzer erklären. »Wir würden niemanden als wirklich autonom bezeichnen, der seinen eigenen Prinzipien nur folgt, sofern die Bedingungen optimal und keine Hindernisse vorhanden sind. Wer wirklich nach den eigenen Wünschen, Überzeugungen und Prinzipien leben will, der muss imstande sein, Widerstände zu überwinden.« Und damit meinen der Philosoph und der Sozialwissenschaftler: »Man muss an den eigenen Prinzipien festhalten, wenn andere widersprechen, man muss in der Lage sein, sie durchzusetzen, wenn es Hindernisse gibt, und man darf sich nicht beirren lassen, wenn andere sich anders verhalten.« Man könnte auch sagen: Man muss eigensinnig sein, um autonom leben zu können. Ohne Eigensinn kann man kein autonomer Mensch sein. Nur, wenn man eigensinnig für sich und seine Überzeugungen einsteht und auch bei Gegenwind nicht klein beigibt, besitzt man innere Unabhängigkeit.

Eigensinn gleich Authentizität?

»Erkenne dich selbst«, riet das Orakel von Delphi. Und im Thomasevangelium, einem von 52 Texten, die 1945 in Nag Hammadi am Toten Meer gefunden wurden, werden Jesus folgende Worte zugeschrieben: »Wenn du hervorbringst, was in dir ist, wird das, was du hervorbringst, dich retten. Wenn du nicht hervorbringst, was in dir ist, wird das, was du nicht hervorbringst, dich zerstören.« Worte, die man so deuten kann: Nur wer sein Wesen und seine Bestimmung kennt, lebt ein authentisches Leben. Wer aber sein wahres Ich ignoriert, der lebt an seinem wahren Leben vorbei.

Was aber ist mit »authentisch« genau gemeint?

Als authentisch gilt, wer in Übereinstimmung mit sich selbst, mit seinen innersten Überzeugungen und Werten lebt, wer glaubwürdig ist, sich nicht verstellt. Ein authentischer Mensch handelt, wie er redet, und er redet, wie er denkt. Authentisch sein heißt: man selbst sein.

Authentizität ist einer der wichtigsten Entwicklungsschritte. Ein authentischer Mensch ist in Kontakt mit seinen Gefühlen, seinen Zweifeln, seinem Willen, er setzt sich eigene Ziele und lässt sich nicht von seinem Weg abbringen. Authentisch sein heißt, dass der Mensch, der man wirklich ist, nicht unter einem Berg von Konventionen, Anpassungsleistungen und Gewohnheiten verschüttet ist, sondern dass man genau weiß, was der Sinn des eigenen Lebens ist.

Wer authentisch leben will, erklärt Erich Fromm, muss die Bereitschaft aufbringen, »täglich neu geboren zu werden. Und das wiederum erfordert die Bereitschaft, alle Sicherheiten aufzugeben. Mut, sich von den anderen zu unterscheiden und die Isolierung zu ertragen. Mut, sich um nichts zu kümmern als um die Wahrheit, und zwar um die Wahrheit nicht nur in Bezug auf das eigene Denken, sondern auch in Bezug auf das eigene Fühlen.

Authentische Menschen haben den Mut, ganz sie selbst zu sein. Selbständigkeit im Denken und Handeln und die Bereitschaft zum Nonkonformismus sind dafür die notwendigen Voraussetzungen. Wie die Forschung zeigt, werden sie dafür mit einer stabilen seelischen Gesundheit, mit einer hohen Problemlösungsfähigkeit und einem starken Selbstwertgefühl und Selbstvertrauen belohnt.

Der Autor Mike Robbins zählt in seinem Buch *Be yourself. Everyone else is already taken* (Sei du selbst. Jeden anderen gibt es bereits) noch weitere »Wohltaten« der Authentizität auf:

- Selbstvertrauen und die Bereitschaft, seine Leidenschaften zu verfolgen;
- Freiheit von allem, was einen zurückhalten könnte: Sorgen, Ausreden, die Meinung anderer, Manipulation, Vermeidung;
- Gesundheit, weniger Stress, größere Energie;
- Bereichernde Beziehungen zu anderen;
- in Kontakt mit sich selbst sein;
- Selbstakzeptanz und Selbstliebe.

»All diese wundervollen Dinge werden möglich, wenn wir den Mut haben, die Wahrheit zu sagen, wir selbst zu sein und wirklich authentisch zu leben«, so Mike Robbins. Selbständigkeit im Denken und Handeln und der Mut zur Wahrhaftigkeit sind dafür die notwendigen Voraussetzungen. Wenn man authentisch lebt, hat man eigene Gründe für sein Leben gefunden. Man drückt dem Leben seinen eigenen Stempel auf und sorgt dafür, dass der eigene Sinn nicht in der hintersten Ecke seiner Seele verstaubt.

Eigensinn ist gleich Authentizität? Ersetzt man in diesem Textabschnitt das Wort »authentisch« mit »eigensinnig«, dann wird schnell klar: Ohne Eigensinn ist uns der Zugang zu unserem »eigentlichen« Selbst versperrt. Authentisch leben kann nur, wer eigensinnig seinen Weg geht und in den Dingen und Menschen, die ihm begegnen, einen eigenen Sinn sehen kann.

Was also ist Eigensinn?

Wenn Sie eigensinnig sind, wirken Sie auf andere Menschen möglicherweise exzentrisch und eigenbrötlerisch. Doch niemand wird Sie als egoistisch, manipulativ oder aggressiv wahrnehmen. Denn als eigensinnige Person leben Sie nach dem Motto »Was du nicht willst, was man dir tu', das füg' auch keinem anderen zu«: So wie Sie in Ihrem So-Sein akzeptiert und nicht bevormundet werden wollen, so akzeptieren Sie auch andere und gestehen diesen ihren Eigensinn zu. Wenn Sie eigensinnig sind, sind Sie unabhängig von anderen Menschen und deren Meinungen. Und Sie wollen, dass andere von Ihnen ebenfalls unabhängig sind. Die Haltung »Hier bin ich, und dort bist du« ist ein wesentliches Merkmal eines eigensinnigen Lebens.

Die »Differentialdiagnose« zeigt: Die Eigenschaft »Eigensinn« hat nichts mit Egoismus und aggressiver Dominanz über andere zu tun. Aber sehr viel mit wichtigen Konzepten der Persönlichkeitspsychologie: Eigensinn ist die Voraussetzung für Selbstverwirklichung, Autonomie, Resilienz und Authentizität. Erst der Eigensinn ermöglicht es einem Menschen, sein volles Potential zu entfalten und zu dem Menschen zu werden, als der er gedacht ist.

Der erste eigensinnige Mensch war eine Frau. Eva wusste, dass es verboten war, die Früchte vom Baum der Erkenntnis zu essen. Doch sie konnte der Versuchung nicht widerstehen und ließ sich von der Schlange verleiten, einen Apfel zu kosten. Damit nicht genug: Sie verführte den willensschwachen Adam dazu, es ihr gleichzutun. Das Gebot Gottes erschien Eva weniger wichtig als ihre Neugier auf die verbotene Frucht.

Wie wir wissen, wurde dieser Akt des Ungehorsams aufs Schlimmste bestraft: Adam und Eva wurden aus dem Paradies vertrieben. Die Botschaft an die Menschheit war eindeutig: Wer sich über Gebote und Verbote hinwegsetzt, fällt in Ungnade.

Doch was den einen als Erbsünde gilt, ist für andere der erste Schritt in die Unabhängigkeit. Der Psychoanalytiker Erich Fromm sieht in Adams und Evas eigensinnigem Handeln »die Vorbedingung dafür, dass der Mensch sich seiner selbst bewusst wurde und dass er fähig ist, sich für etwas zu entscheiden«. Dass Eva den Apfel angenommen hat, ist für Fromm »der erste Schritt des Menschen auf dem Weg zur Freiheit«.

II Wie eigensinnig sind Sie?

Wenn Sie bislang der Meinung waren, dass Eigensinn keine wertvolle Eigenschaft ist, dann haben Sie vermutlich noch nicht darüber nachgedacht, wie ausgeprägt Ihr Eigensinn ist. Und wenn doch, dann fiel das Ergebnis dieses Nachdenkens wahrscheinlich eher selbstkritisch aus. Möglicherweise erinnerten Sie sich an elterliche Mahnungen wie »Sei nicht so eigensinnig!« oder an Situationen, in denen Ihnen »Sturheit« oder »Dickköpfigkeit« vorgehalten wurden. Das wäre nicht weiter verwunderlich, denn Eigensinn steht, wie wir gesehen haben, in der Liste unerwünschter Eigenschaften auf einem der vordersten Plätze. Deshalb werden Sie zunächst auf die Frage, wie ausgeprägt beziehungsweise schwach Ihr Eigensinn ist, keine rechte Antwort finden. Aber es gibt indirekte Hinweise darauf, wie viel Eigensinn es in Ihrem Leben gibt, wie konsequent Sie einen eigenen Sinn in Ihrem beruflichen wie privaten Tun verfolgen, oder ob Sie lieber anderen den Vortritt lassen und sich lieber anpassen.

Anhand der folgenden Beschreibungen können Sie herausfinden, wie es um Ihren Eigensinn bestellt ist. Prüfen Sie, was davon auf Sie zutrifft. Wo erkennen Sie sich eindeutig wieder?

- Sie haben Erfolg im Beruf, aber keine wirkliche Freude daran. Zunehmend fühlen Sie sich erschöpft und ausgebrannt.
- Sie wissen nicht genau, was Sie wollen. Aber Sie spüren, dass Sie dieses Leben, so wie es ist, nicht wollen.
- Sie haben chronische körperliche Beschwerden und Krankheiten wie zum Beispiel Migräne, Rückenschmerzen, Herz- und Kreislaufbeschwerden, Hautprobleme.
- Es geht Ihnen nicht gut: Frustration, Langeweile, schlechte Laune, unerklärliche Aggression und depressive Phasen machen Ihnen zu schaffen. Sie fühlen sich ausgebrannt und leer.
- Ein seltsames Gefühl der Fremdheit kann in den verschiedensten Situationen auftauchen. Im Beruf, wenn Sie plötzlich bei einer Präsentation, einer Projektarbeit, im Gespräch mit Kollegen neben sich stehen und sich fragen: Was tue ich hier eigentlich? Oder auch im Privatleben, wenn Sie wie ein Schatten neben dem Partner, neben der Familie herlaufen und sich nicht wirklich zugehörig fühlen.
- Sie hoffen auf ein Wunder: Vielleicht verlässt der tyrannische Chef die Firma, vielleicht gewinnen Sie im Lotto und können sich endlich Ihre Wünsche erfüllen, vielleicht verliebt sich der ungeliebte Partner in eine andere Person, dann wären Sie endlich frei, vielleicht bietet Ihnen jemand von sich aus einen tollen Posten an.
- Sie sind ein Freund des »lieben Friedens«. Wenn er mal gefährdet ist, geben Sie lieber nach. Auseinandersetzungen sind nicht Ihre Sache.

- Sie lassen sich immer mal wieder zu Entscheidungen verführen, die Sie im Nachhinein bereuen. Zum Beispiel: Sie kaufen ein Kleidungsstück, weil die Verkäuferin so nett ist und meint, es wäre wie für Sie gemacht. Sie willigen ein, im Urlaub in die Berge zu fahren, obwohl Sie lieber eine neue Stadt kennengelernt hätten.
- Sie haben so etwas wie einen »Mitläuferreflex«. Sie warten häufig ab, wie ein anderer sich verhält oder welche Meinung er oder sie äußert, um sich dann anzuschließen. Ihre eigenen Wünsche und Ihre eigene Meinung kommen zu kurz.
- Sie denken oft darüber nach, was andere von Ihnen halten.
- Wenn Sie glauben, einen Fehler gemacht oder sich blamiert zu haben, können Sie nächtelang darüber nachgrübeln.
- »Entschuldigung« – dieses Wort kommt Ihnen viel zu häufig über die Lippen, selbst dann, wenn es gar nichts zu entschuldigen gibt.
- Sie haben »Freunde«, die Ihnen eigentlich nicht viel bedeuten. Aber Sie bringen es nicht fertig, sich von diesen Menschen zu distanzieren oder die Beziehung abzubrechen. Sie denken »Das kann ich doch nicht tun! Das würde den anderen verletzen.«
- Wenn Sie eingeladen oder um einen Gefallen gebeten werden, sagen Sie meist automatisch »ja«. Erst später merken Sie, dass Sie keine Lust haben und Ihre wertvolle Zeit gerne anders verbringen möchten. Doch absagen kommt nicht in Frage.
- Wenn Sie doch mal ganz klar Ihre Meinung sagen oder sich gegen eine Zumutung wehren, bereuen Sie

es hinterher sofort. Sie quälen sich dann mit Selbstvorwürfen (»Das war unhöflich/unnötig.«) und fürchten, dass Sie nun die Zuneigung des anderen verspielt haben.

- Jemand verletzt Sie mit einer dummen Bemerkung oder macht sich auf Ihre Kosten größer als er ist. Sie sind getroffen, doch Sie sagen nichts. Sie wollen nicht alles noch schlimmer machen, indem Sie Ihre Gefühle zeigen.
- Es gibt Menschen in Ihrer Umgebung, von denen Sie sich ausgenutzt fühlen.
- Sie übernehmen, um Ärger zu vermeiden, manchmal die Verantwortung für Dinge, die andere zu verantworten haben.
- Sie können es nur schwer aushalten, wenn andere Menschen sich über Sie ärgern oder enttäuscht von Ihnen sind.
- Sie spüren eine tiefe Erschöpfung, die Sie auch durch ein paar Tage Erholung nicht wirklich loswerden.
- Manchmal möchten Sie Klartext reden, doch dann schlucken Sie die Bemerkung lieber runter. »Es hat ja doch keinen Sinn«, denken Sie. Oder: »Das gibt nur Ärger.« Und so erfährt die Schwiegermutter nicht, dass Sie ihre Einmischung nicht wünschen und der liebe Kollege darf ungestraft behaupten, das neue Projekt, das Sie angestoßen haben, wäre seine Idee gewesen und nicht Ihre.
- Sie sind umgeben von Menschen, die Ihre Unterstützung brauchen. Umgekehrt kämen Sie gar nicht auf die Idee, andere für Ihre Wünsche und Bedürfnisse einzuspannen.

- Nach freundlichen Gesprächen mit Bekannten, Freunden oder Kollegen fühlen Sie sich manchmal zutiefst erschöpft. Das wundert Sie, denn »eigentlich« war es doch ganz nett.
- »Hat es geschmeckt?«, fragt die Bedienung routinemäßig. Und routinemäßig antworten Sie »Ja, danke«. Dabei haben Sie sich über die Qualität der Speisen sehr geärgert und lassen die Hälfte zurückgehen. Aber Sie sagen nicht: »Leider gar nicht. Richten Sie das dem Koch aus.«

Diese Beschreibungen illustrieren, wie Sie sich verhalten, wenn Sie kein eigensinniger Mensch sind. Sie geben Ihnen ein Gefühl dafür, warum Sie in den verschiedensten Alltagssituationen darauf verzichten, Ihren eigenen Standpunkt und Ihren Willen klar und deutlich zu formulieren. Sie geben nach, wo Sie Stellung beziehen sollten, Sie schweigen, wo ein klares Wort angebracht wäre, Sie halten andere für wichtiger, klüger, bedeutsamer als sich selbst – kurz: Sie verzichten darauf, Begegnungen und Ereignisse in Ihrem Leben eigensinnig zu bewerten, Sie setzen sich zu wenig gegen Vereinnahmung zur Wehr und passen sich den Wünschen und Bedürfnissen anderer Menschen zu oft an.

Einige der aufgeführten Situationen erscheinen Ihnen vielleicht banal. Ist es denn wirklich so wichtig, einen rücksichtslosen Kunden im Supermarkt zurechtzuweisen? Was hat man davon, wenn man einem Koch ausrichten lässt, dass seine Kochkünste nicht überzeugten? Und ist der Preis nicht zu hoch, wenn man die Schwiegermutter in ihre Schranken weist oder einem Bekannten sagt, dass man mit seiner politischen Ausrichtung überhaupt nicht konform geht?

Auf den ersten Blick erscheinen diese Beispiele tatsächlich unwichtig. Und es ist durchaus nachvollziehbar, wenn Sie denken: »Da fällt mir doch kein Zacken aus der Krone, wenn ich mal nachgebe.« Oder: »Ich will gar nicht so auftrumpfend und rechthaberisch sein wie so mancher meiner Zeitgenossen. Ich finde es sympathischer, wenn man sich mal zurückhält, schweigt, nicht unbedingt recht haben will.« In Ordnung. Aber nur, wenn keine Schieflage entsteht. Solange das Eigene, der eigene Sinn, nicht zu kurz kommt, können Sie gerne mal Fünfe grade sein lassen, ein Auge zudrücken, anderen den Vortritt lassen. Wenn es aber zu Ihrem persönlichen Stil gehört nachzugeben, wenn Sie sich den Wünschen und dem Willen anderer eher regelmäßig als selten anpassen, dann entsteht selbst durch scheinbare »Kleinigkeiten« langfristig ein gefährliches Ungleichgewicht. Vor allem geraten Sie in eine Situation, wie sie die ersten Punkte der Auflistung beschreiben: Sie haben keine Freude mehr an Ihrem Beruf, ein hartnäckiges Gefühl der Leere und Fremdheit beherrscht Sie, im schlimmsten Fall werden Sie krank.

Insofern ist keine der beschriebenen Situationen banal. Jede verlangt Ihnen viel ab, wenn Sie auf den Eigensinn verzichten: Sie müssen sich verleugnen, Sie werden Ihren Ärger, Ihre Verletzung, Ihre Enttäuschung nicht los, Sie zeigen nicht, was Sie wirklich denken und wollen. Ihre wahre Person bleibt hinter einer Maske von Freundlichkeit verborgen. Diese Zurückhaltung in eigener Sache kostet Kraft. Kraft, die Sie für sich selbst und die Bewältigung Ihres Lebens sehr gut gebrauchen könnten. Irgendwann ist Ihre Energie erschöpft. Sie fühlen sich ausgebrannt und leer. Ihr Selbstvertrauen und Ihr Selbstwertgefühl leiden. Sie wissen oft gar nicht mehr, was Sie eigentlich wollen. Langfristig entwickeln sich Burn-out-Symptome oder gar eine Depression.

Woran liegt es, dass Sie so wenig eigensinnig sind? Warum fällt es Ihnen schwer, Ihrem Leben einen eigenen Stempel aufzudrücken?

Zum Eigensinn muss man ermutigt und erzogen werden. Ob Sie eigensinnig durchs Leben gehen können, hat viel damit zu tun, ob und wie Sie als Kind Ihren eigenen Willen zeigen durften, ob ein Nein erlaubt war oder ob Sie gleich bei jeder noch so kleinen Selbständigkeit in Ihre Schranken gewiesen wurden. Von diesen Lernerfahrungen hängt es ab, ob Sie den Mut zum Eigensinn entwickeln konnten.

»Eigensinn kann sicher eine Eigenschaft sein, die Entwicklung fördert. Man springt in Situationen hinein, geht weite, oft gefährliche Wege. Aber ich konnte das lange nicht schätzen. In der Familie galt ich als widerborstig, als die mit dem eigenen Kopf, das hat viel Distanz geschaffen. Als ich dann den Friedrich-Hölderlin-Preis bekam, einen Preis für Lyrik, sagte der Laudator sinngemäß: Wir zeichnen Frau Hahn für ihre widerborstigen Gedichte aus. Damals lief es mir kalt den Rücken herunter. Da wurde ich für die Haltung geehrt, die mir als Kind nur Ablehnung eingebracht hatte.«

Ulla Hahn

III Warum Eigensinn mit Ungehorsam verwechselt wird

Wenn Sie an Ihre Kinderjahre zurückdenken: Welche grundlegenden Werte erlernten Sie damals? Was wurde Ihnen als richtig, was als falsch beigebracht? Was war erlaubt, was verboten? Wurden Sie gelobt und bestärkt, wenn Sie brav waren und den Erwachsenen gehorchten? Betonten die Eltern anderen gegenüber, was für ein ruhiges und freundliches Wesen ihr Kind hat? Oder durften Sie trotzig, widerständig sein, ohne dass Ihnen gleich Strafen angedroht wurden? Kurz: Waren Sie ein nettes, braves, angepasstes Kind, das keinen Ärger machte? Oder waren Sie ein Treibauf, der die Erwachsenen mit seinen Warum-Fragen nervte, der es wagte »Nein, ich will nicht« zu sagen und durchaus Ärger riskierte, wenn sein Wille mit dem der Erwachsenen kollidierte?

Und welche Erinnerungen haben Sie an das Verhalten Ihrer Eltern und wichtigen Bezugspersonen? Wie reagierten diese auf Ihre frühen Willensbekundungen, wie gingen die mit Ihrem Ärger um, mit Ihren Besitzansprüchen (»Das ist meins!«) und Ihren Bedürfnissen (»Haben will!«)? Wurden Sie ermahnt: »Sei nicht so dickköpfig!«, »Wenn du nur deinen Willen durchsetzen kannst!« »Musst du immer das letzte Wort haben?« Schwang ein positiver Unterton mit, wenn Mutter oder Vater Sie als »Trotzkopf« oder »Dickschädel« bezeichneten? Und wurde Ihr »Nein, ich will nicht«, mit Respekt (wenn auch nicht mit Nachgiebigkeit) behandelt? Oder erlebten Sie die Reaktionen auf Ihre Eigenwilligkeit meist doch eher als Missbilligung und Schelte?

Wenn ein zwei- bis dreijähriges Kind seinen Willen entdeckt, ist es von großer Wichtigkeit, wie die Erwachsenen damit umgehen. Werten sie diesen Entwicklungsschritt als persönlichen Angriff, als Mangel an Respekt, als Ungehorsam oder als unangenehmes Symptom der Trotzphase, dann werden sie das Kind in seinem Drang nach Unabhängigkeit wahrscheinlich ausbremsen. Möglicherweise bekommt es dann Sätze zu hören wie: »Nein, weil ich es sage«, »Schweig, wenn Erwachsene reden«, »Wir lieben dich, aber nur, wenn du tust, was wir wollen«, »Ich weiß, was gut für dich ist«, »Widersprich nicht!« Ob diese Sätze tatsächlich fallen oder ob die Eltern »nur« durch Blicke und Verhalten spüren lassen, dass »brav« gut, »eigensinnig« aber böse ist – das Resultat ist dasselbe: Das Kind lernt, dass der eigene Wille nicht zählt, ja, dass es sich auf gefährliches Terrain begibt: Durch Ungehorsam und Eigensinn kann es die Liebe der Eltern verlieren, wenn diese die Willensstärke des Kindes als Ungehorsam betrachten und als Angriff auf ihre elterliche Definitionsmacht verstehen.

Ein Kind, das beim kleinsten Anzeichen von Eigenwilligkeit von den Erwachsenen in seine Schranken gewiesen wurde, kann kaum einen gesunden Eigensinn entwickeln. Da sein Streben nach Unabhängigkeit und Autonomie nicht ernstgenommen und unterdrückt wurde, lernt es wahrscheinlich schon sehr früh, welche Verhaltensweisen erwünscht sind und welche garantiert Ärger bringen. Und es lernt auch, dass die Bedürfnisse und Wünsche der Eltern auf jeden Fall wichtiger sind als seine eigenen. Es drängt seine eigenen Wünsche so stark beiseite, dass es sich irgendwann mit dem Willen der Eltern identifiziert. Mutters Bedürfnisse sind dann auch seine Bedürfnisse. Und der Vater wird schon recht haben. »Ich will« oder »Nein« sagt ein zum Gehorsam erzogenes Kind immer seltener. Es hat gelernt: »Die Erwachsenen dulden es nicht, wenn ich dem Leben und allem, was darin passiert, einen eigenen Sinn gebe. Die Erwachsenen wissen schon, was für mich sinnvoll ist.« Die Entwicklung zu einem autonomen Menschen wird verhindert.

Die Erfahrungen, die man als Kind zu den Themen »eigener Wille«, »nein sagen dürfen«, »Gehorsam und Ungehorsam« machen muss (oder darf), prägen. Die Botschaften der Erwachsenen, ihre Verbote und Gebote, ihre Ermutigungen und Bestärkungen gehen einem in Fleisch und Blut über, sie »komponieren« die Melodie, nach der man im Leben tanzt.

Müssen Kinder immer wieder die Erfahrung machen, dass ihr Eigensinn nicht erwünscht ist und sogar bestraft wird, spüren sie, dass ihnen liebevolle Zuwendung entzogen wird, wenn sie sich nicht dem Willen der Erwachsenen unterordnen, werden sie mit großer Wahrscheinlichkeit zum braven Kind. Sie gehorchen. Alles andere wäre gefährlich. Zur Angst vor Bestrafung kommt vor allem die Angst vor Zurückweisung hinzu. Kleine Kinder können es nicht riskieren, die Zuneigung der Eltern zu verlieren und alleingelassen zu werden. Diese Ängste lassen sich nur mit Anpassung bekämpfen: Das Kind versucht alles, um es den Eltern recht zu machen. Das aber hat Folgen: »Wer jahrelang als Kind und Jugendlicher widerspruchslos Wünsche der Erwachsenen zu erfüllen hat, wird auf Dauer demoralisiert. Er lebt sein Leben nicht und gerät langsam in eine gedrückte Grundstimmung, gepaart mit geringem Selbstwertgefühl, Hoffnungslosigkeit und diffusen Ängsten«, schreibt der Pädagoge und Psychotherapeut Jörg Müller. »Solche Menschen denken: Widerstand ist zwecklos.«

Wenn Eltern ihrem Kind – durch Strenge und Kontrolle oder durch Überbehütung und Verwöhnung – den Eigensinn »austreiben«, verfestigen sich bei diesem Kind Überzeugungen, die es sein ganzes weiteres Leben beeinflussen:

DAS KIND LERNT:

Ich habe kein Recht, meine Wünsche und Bedürfnisse durchzusetzen.

DIE SPÄTE AUSWIRKUNG DIESER LEKTION:

Der Erwachsene kennt seine eigenen Bedürfnisse oft nicht. Ja, er glaubt sogar, gar keine eigenen zu haben.

***

DAS KIND LERNT:

Ich werde es büßen müssen, wenn ich nein sage. Mama, Papa werden mich nicht mehr mögen.

DIE SPÄTE AUSWIRKUNG DIESER LEKTION:

Der Erwachsene vermeidet es, Grenzen zu setzen und ist lieber nachgiebig. Häufig denkt er: Ach, die Sache ist mir gar nicht so wichtig. Ich bin besser still, um des lieben Friedens willen. Das brave Kind wird zu einem netten, nachgiebigen Menschen.

***

DAS KIND LERNT:

Die Eltern haben recht, ich habe unrecht.

DIE SPÄTE AUSWIRKUNG DIESER LEKTION:

Der Erwachsene ist oftmals unsicher, ob das, was er fühlt oder denkt, wirklich stimmt. Lieber hält er dann den Mund als möglicherweise was Falsches zu sagen. Er hält seine Meinung zurück oder weiß gar nicht, welche Meinung er zu einem Thema hat. Wenn er aber doch mal seine Meinung sagt oder es sogar wagt, andere zu kritisieren und ihnen zu widersprechen, fühlt er sich danach fast immer schlecht.

***

DAS KIND LERNT:

Wenn ich meinen Willen zeige, werde ich nicht geliebt. Nur wenn ich brav bin, werde ich akzeptiert.

DIE SPÄTE AUSWIRKUNG DIESER LEKTION:

Der Erwachsene bemüht sich darum, durch Leistung und Hilfsbereitschaft andere von sich zu überzeugen. Er arbeitet zu viel, will es anderen auf jeden Fall recht machen, geht über seine eigenen Grenzen – und merkt dies erst dann, wenn er selbst keine Energie mehr hat.

***

DAS KIND LERNT:

Wenn ich zeige, dass ich mich ärgere oder wütend bin, folgt die Strafe auf dem Fuß. Will ich die Eltern nicht enttäuschen, sollte ich negative Gefühle für mich behalten.

DIE SPÄTE AUSWIRKUNG DIESER LEKTION:

Auch der Erwachsene hält Gefühle wie Ärger, Enttäuschung, Wut, Traurigkeit verborgen. Die, so fürchtet er, kommen bei anderen nicht gut an und stiften Konflikte. Konflikte aber gilt es zu vermeiden.

***

DAS KIND LERNT:

Die Eltern erwarten, dass ich mich über das Holzspielzeug freue. Also zeige ich ihnen nicht, wie enttäuscht ich bin, dass ich nicht die Playmobilfiguren bekommen habe, die mein Freund hat.

DIE SPÄTE AUSWIRKUNG DIESER LEKTION:

Der Erwachsene ertappt sich immer wieder dabei, dass er oft so tut, als würde ihm etwas gefallen, obwohl das nicht der Fall ist. Oder er lässt sich zu Dingen überreden, die anderen gefallen, ihm aber nicht. Schließlich liegt ihm viel daran, dass die anderen zufrieden sind – ob er selbst es ist, ist nicht so wichtig.

***

DAS KIND LERNT:

Ich darf mich nicht wehren. Ich muss so sein, wie die Eltern mich haben wollen. Wenn ich tue, was sie von mir erwarten, dann werden sie mit mir einverstanden sein und mich lieben.

DIE SPÄTE AUSWIRKUNG DIESER LEKTION:

Der Erwachsene verzichtet auf seine eigenen Bedürfnisse, um von anderen anerkannt zu werden. Er glaubt, wenn er das Falsche tut oder sagt oder gar Ärger zeigt, werden sich andere Menschen von ihm abwenden.

***

DAS KIND LERNT:

Mutter oder Vater sind traurig und enttäuscht, weil ich etwas falsch gemacht habe. Nur wenn ich bereue und mich um sie kümmere, kann ich es wiedergutmachen und vermeiden, dass sie mir ihre Liebe entziehen.

DIE SPÄTE AUSWIRKUNG DIESER LEKTION:

Auch der Erwachsene will auf keinen Fall andere enttäuschen, kränken oder verärgern. Er tut deshalb alles, um Konflikte erst gar nicht aufkommen zu lassen. Und wenn doch mal ein Konflikt nicht zu vermeiden war, übernimmt er die Verantwortung und versucht, durch Nachgiebigkeit und Nettigkeit den anderen zu beruhigen und wieder für sich zu gewinnen.

Nur wer als Kind erfahren hat, dass der eigene Wille zählt, dass man die Dinge mit eigenen Augen sehen darf, dass die eigene Meinung ernstgenommen wird (auch wenn man sich damit nicht immer durchsetzen kann), ist davor geschützt, sich als Erwachsener nicht allzu bereitwillig und ungeprüft einem fremden Willen zu unterwerfen. Ermöglichten Eltern es ihrem Kind aber nicht, diese Eigenständigkeit zu entwickeln, förderten sie stattdessen das brave und pflegeleichte Kind, fällt es dem späteren Erwachsenen wahrscheinlich sehr schwer, seinem Leben einen eigenen Sinn zu geben.

Dies festzustellen, heißt nicht, den Eltern die Schuld zuzuschreiben. Wenn diese auf Gehorsam pochten und Schwierigkeiten mit dem eigenen Willen ihres Kindes hatten, ist das ein Ergebnis der Erziehung, die sie selbst erfahren haben. In früheren Generationen war der Eigensinn *noch* negativer besetzt als er es heute ist. Je mehr man in der Zeit zurückgeht, umso verwerflicher wird der kindliche Eigensinn eingestuft.

Um noch besser zu verstehen, warum wir uns heute mit dem Eigensinn so schwertun und warum er nach wie vor einen so schlechten Ruf hat, lohnt sich also ein Blick in die Vergangenheit. Wenn wir uns vor Augen führen, in welchem Erziehungsklima unsere Urgroßeltern, Großeltern und Eltern aufgewachsen sind, können wir besser nachvollziehen, warum auch wir heute den Eigensinn so wenig wertschätzen. Denn die Erziehungserfahrungen einer Generation werden meist an die nächste weitergegeben. Wer selbst als Kind zu Gehorsam, Disziplin und Unterordnung erzogen wurde, tut sich schwer damit, seinen Kindern einen eigenen Willen und ein eigensinniges Nein zuzugestehen. »Die als Kind erfahrene bedingungslose Gehorsamsforderung in der Eltern- und Erziehersituation wird wieder inszeniert«, schrieb der 2009 verstorbene Pädagogikprofessor Kurt Singer. »Nun bekämpft er den Eigensinn, der ihm ausgetrieben wurde, bei seinen Kindern.« Zum Gehorsam erzogene Menschen, geben den selbst erlebten Drill weiter.

Eine kleine Geschichte des Eigensinns von der Jahrhundertwende über die Zeit des Nationalsozialismus und der Nachkriegszeit bis heute macht verständlich, warum die heutige Eltern- und Erziehergeneration immer noch darüber diskutiert, wie viel Eigensinn ein Kind haben darf und ob Disziplin und Gehorsam nicht doch wichtige Erziehungsziele sind.

Jahrhundertwende: Erziehung zum Gehorsam

Schon immer waren »widerborstige« Kinder für Erzieher ein Problem. Ratschläge, wie man mit eigensinnigen Kindern umgeht, durchziehen die Pädagogik. So heißt es beispielsweise in einem Ratgeber von 1748: Eltern sollten ihren Kindern »durch die Rute den Eigensinn vertreiben«. Nur so würden sie »gehorsame, biegsame und gute Kinder« bekommen.

Auch im 19. Jahrhundert änderte sich diese Einstellung nicht. Unbedingter Gehorsam war das angestrebte Erziehungsziel. Dies belegt auf besonders verstörende Weise das Märchen *Das eigensinnige Kind* aus der Sammlung der Gebrüder Grimm, die diese zwischen 1812 und 1858 herausgaben:

»Es war einmal ein Kind eigensinnig und tat nicht, was seine Mutter haben wollte. Deshalb hatte der liebe Gott kein Wohlgefallen an ihm und ließ es krank werden, und kein Arzt konnte ihm helfen, und in Kurzem lag es auf dem Totenbettchen. Als es nun ins Grab versenkt und die Erde über es hingedeckt war, so kam auf einmal sein Ärmchen wieder hervor und reichte in die Höhe, und wenn sie es hineinlegten und frische Erde darübertaten, so half das nicht, und das Ärmchen kam immer wieder heraus. Da musste die Mutter selbst zum Grabe gehen und mit der Rute aufs Ärmchen schlagen, und wie sie das getan hatte, zog es sich hinein, und das Kind hatte nun erst Ruhe unter der Erde.«

Eltern erzählten im 19. Jahrhundert ihren Kindern diese Geschichte, um sie Gehorsam zu lehren und ihnen zu zeigen, dass sich eigensinniges Verhalten nicht auszahlt. Viele Kindergenerationen verinnerlichten: Eigene Wünsche, eigene Bedürfnisse, eigenes Wollen werden aufs Schlimmste bestraft. Ein Kind, das dieses Märchen anhören musste, wird verschreckt und eingeschüchtert jeden eigenen Impuls als gefährlich unterdrückt und ignoriert haben – um sich nur ja nicht den Zorn der Erwachsenen zuzuziehen.

Aus heutiger Sicht empfindet man das Märchen vom eigensinnigen Kind als Ungeheuerlichkeit und ist ungemein erleichtert, dass es inzwischen nicht mehr zum Kanon der erzählten Geschichten gehört. Aber es drängt sich die Frage auf: Wie wird die Generation, die Mitte und Ende des 19. Jahrhunderts in den »Genuss« dieses Märchens kam, ihre eigenen Kinder erzogen haben? Wird sie ihnen eigenes Denken und Erleben zugestanden und sie zum Eigensinn ermutigt haben? Wir wissen heute, dass das nicht der Fall war.

Wie Kinder Anfang des 20. Jahrhunderts aufwuchsen, zeigt in großer Eindrücklichkeit der Film *Das weiße Band. Eine deutsche Kindergeschichte*, für die der Regisseur Michael Haneke zahlreiche renommierte Filmpreise erhalten hat. Dieser Film schildert auf beklemmende Weise, in welchem Erziehungsklima Anfang des 20. Jahrhunderts junge Menschen aufwuchsen, wie selbstverständlich Gehorsam und Disziplin gefordert wurden – und was Kinder erleiden mussten, wenn sie es wagten, sich den strengen Anordnungen der Erwachsenen zu widersetzen.

Der Film spielt 1913/1914, am Vorabend des Ersten Weltkriegs. Wie Kinder damals erzogen wurden, zeigt eine Szene auf ganz besonders beklemmende Weise: Die Kinder Klara (etwa 14 Jahre alt) und Martin (ungefähr 12 Jahre alt) kommen zu spät nach Hause. Der Vater sitzt mit dem Rücken zur Tür mit dem Rest der Familie am Abendbrottisch – die Teller sind leer. Martin und Klara wenden sich an den Vater, der als Pfarrer im Dorf wirkt, und bitten ihn leise und verängstigt um Verzeihung für die Verspätung. Dieser schweigt zunächst und spricht dann ruhig, ohne sich zu den beiden Kindern umzudrehen:

»Niemand an diesem Tisch hat heute Abend etwas gegessen. Nachdem es finster geworden war und ihr nicht aufgetaucht seid, ist eure Mutter weinend im Dorf herumgelaufen, um euch zu suchen. Glaubt ihr, dass wir fröhlich essen und trinken, im Glauben, euch sei etwas zugestoßen? Glaubt ihr, dass wir jetzt essen und trinken können, wo ihr hier auftaucht und uns Lügen als Entschuldigung auftischt? Ich weiß nicht, was trauriger ist: euer Fernbleiben oder euer Wiederkommen. Wir werden heute alle hungrig zu Bett gehen.«

Nach einer Weile fährt er fort: »Ihr seid wohl mit mir einer Meinung, dass ich euer Vergehen nicht ungestraft durchgehen lassen kann, wollen wir in Hinkunft wieder in gegenseitiger Achtung miteinander auskommen. Ich werde euch deshalb morgen Abend, um die gleiche Zeit, vor euren Geschwistern jeweils zehn Rutenschläge zuzählen. Bis dahin habt ihr Zeit, über die Schwere eures Vergehens nachzudenken. Seid ihr damit einverstanden?«

Und als sei der Demütigungen noch nicht genug, zwingt er sie, ein weißes Band zu tragen: »Als ihr klein wart, hat eure Mutter euch bisweilen ein Band ins Haar oder um den Arm gebunden. Seine weiße Farbe sollte euch an Unschuld und Reinheit erinnern. Ich dachte, dass in eurem Alter Sitte und Anstand genug in eurem Herzen herangewachsen sind, dass ihr solcher Erinnerung nicht mehr bedürft. Ich habe mich getäuscht. Morgen, sobald ihr durch die Züchtigung gereinigt sein werdet, wird eure Mutter euch erneut dieses Band umbinden und ihr werdet es tragen, bis wir durch euer Verhalten wieder Vertrauen gewinnen können in euch.«

Eine Filmszene, die man als Zuschauer leider nicht als Fiktion abtun kann. Denn je nachdem, wie alt man selbst ist, sind die eigenen Eltern, Großeltern oder Urgroßeltern in diesem Geist, wie ihn der Film zeigt, erzogen worden. Sie erfuhren am eigenen Leib und der eigenen Seele, was es bedeutete, wenn sie nicht blind gehorchten und kein »braves Kind« waren. Auflehnung oder gar Eigensinn wurden einem Kind damals beizeiten ausgetrieben. Man kann davon ausgehen, dass die meisten Kinder versucht haben, den strengen Vorschriften der Eltern gerecht zu werden. Denn sie wussten genau: Bei Zuwiderhandlungen gibt es Strafe in Form von Schlägen oder Liebesentzug. Letzteres war oft mehr gefürchtet als körperliche Züchtigung.

In vielen Besprechungen des Films *Das weiße Band* wurde ein direkter Zusammenhang zwischen dem Erziehungsklima um die Jahrhundertwende und dem späteren politischen Geschehen in Deutschland gezogen. Ein Zusammenhang, der nicht von der Hand zu weisen ist. Dass hier eine Generation heranwuchs, die Jahre später durch ihre Gehorsamsbereitschaft und Autoritätshörigkeit den Faschismus in Deutschland mitgetragen und ermöglicht hat, ist vielfach belegt.

SS-Sturmbannführer Adolf Eichmann, im Nationalsozialismus wesentlich mitverantwortlich für die Ermordung von schätzungsweise sechs Millionen Juden, kam 1906 zur Welt. Er hat, wie so viele andere, die Erziehung zum blinden Gehorsam, erlebt. Sicher wäre es zu einfach, eine Kausalität zwischen seinen Kindheitserfahrungen und seinen späteren entsetzlichen Taten herzustellen, aber man kann durchaus davon ausgehen, dass seine Erziehung zum absoluten Gehorsam ihm später die Unterwerfung unter das NS-Regime in diesem Maße erst möglich machte. Denn er selbst sieht diesen Zusammenhang, was in Gesprächsprotokollen, die Heiner Kipphardt zum Schauspiel *Bruder Eichmann* verarbeitete, erschreckend deutlich wird:

»Von der Kinderstube angefangen, war bei mir der Gehorsam etwas Unumstößliches, etwas nicht aus der Welt zu Schaffendes (...). Trotz liebevollster Zuneigung und Freude an mir war der Vater sehr streng gewesen, gab es keine Widerworte, musste gehorcht werden (...). Bei den Mahlzeiten zum Beispiel, Tischgebet, Reichen der Speisen, hieß es von Anfang an, was auf den Tisch kam, musste gegessen werden. Wer etwas nicht aß, bekam es bei der nächsten Mahlzeit wieder, bis er es aufgegessen hatte. So lernten wir Genügsamkeit (...). Es war den Kindern nicht erlaubt, während des Essens zu sprechen, nur wenn ein Kind direkt gefragt wurde, durfte es antworten (...) wir waren so erzogen, dass man sich beherrscht, dass auch Weinen nicht gezeigt werden wird (...). Ich anerkannte meinen Vater als absolute Autorität, wie ich später auch meine Lehrer und Vorgesetzten als Autorität anerkannte. Als ich zur Truppe kam, schien mir das Gehorchen keinen Deut schwerer als das Gehorchen in der Kinderstube.«

Aus einem Kind, das gelernt hat, blind zu gehorchen, wird selbstverständlich nicht zwangsläufig ein aller Menschlichkeit beraubter Erwachsener, dem es gar nicht in den Sinn kommt, sich mörderischen Befehlen zu verweigern. Aber blinde Anerkennung von Autorität, die Bewunderung von Stärke und Macht sowie die Verleugnung und Unterdrückung eigener, »weicher« Gefühle, so haben Theodor W. Adorno und Max Horkheimer in ihren Studien gezeigt, fördern die Herausbildung eines »autoritären Charakters«, der sich bereitwillig fremden Willen unterwirft.

Ein selbst erlebtes Beispiel, das ihn noch heute beschäftigt, erzählt der Psychoanalytiker Arno Gruen, 1923 in Berlin als Sohn jüdischer Eltern geboren. Er erinnert sich an ein Ereignis in seiner Volksschule, das auf Wikipedia nachzulesen ist: Die Lehrerin ermahnte Arno Gruens Klasse, sie sei zu undiszipliniert, und beschloss, einen Rohrstock anzuschaffen, um damit die Kinder zu bestrafen. Sie nahm also ihr Portemonnaie aus der Tasche, suchte einen Groschen heraus und fragte, wer zum Laden laufen wolle, um den Rohrstock zu kaufen. 29 Zeigefinger schnellten in die Höhe, nur der des sechsjährigen Arno nicht. »Ist das nicht verrückt?«, wundert sich der Psychoanalytiker noch heute. »Alle wollten unbedingt den Stock kaufen, mit dem sie geschlagen werden sollten.«

Nationalsozialismus: Damit das Kind kein »Haustyrann« wird

Wer um die Jahrhundertwende Kind war und in der Zeit des Nationalsozialismus selbst Kinder in die Welt setzte, hatte kaum eine Chance, sich dem Erziehungsideal Gehorsam zu entziehen. Was im 19. Jahrhundert als richtige Erziehung angesehen wurde, fand im Nationalsozialismus eine ungebrochene Fortsetzung.

Von großem Einfluss war in dieser Zeit der Ratgeber *Die deutsche Mutter und ihr erstes Kind* (1934 erschienen) der Münchner Ärztin Johanna Haarer, dessen Erziehungsratschläge vor allem in sogenannten »Mütterschulungskursen« verbreitet wurden. Wie Ilka Quindeau, Professorin für Klinische Psychologie an der Fachhochschule Frankfurt, und die Diplompädagogin Katrin Einert in einem Artikel mit dem Titel *Die Jugend dient dem Führer* schreiben, hatte »1937 bereits jede fünfte Frau (über 20 Jahren) diese Kurse besucht«. Bis 1943 stieg die Zahl der Frauen und Mütter, die solche Kurse absolvierten, auf schätzungsweise drei Millionen an. Auch das Buch selbst wurde zum Bestseller. Bis Kriegsende waren 690 000 Stück davon verkauft.

Buch und Kurse vermittelten jungen Müttern, wie sie ihr Kind im Sinne nationalsozialistischer Ideologien erziehen und es zu einem für die »Gemeinschaft des Volkes brauchbaren Menschen« (so drückte es damals ein Artikel der *Bremer Nachrichten* aus) machen sollten. Konkret bedeutete das: Jeder Ausdruck von Autonomie und Unabhängigkeit musste möglichst früh im Keim erstickt, jedes Streben danach zerstört werden. »Diese Zerstörung begann nicht erst mit der Zurückweisung des ersten NEIN-Sagens des etwa Einjährigen, dem Erprügeln von Gehorsam, den strengen Sauberkeitsforderungen oder dem körperlichen Zwang und dem Diktat der Uhr bei der Gewöhnung an den Topf«, schreibt die Soziologin Sigrid Chamberlain in ihrer Analyse der NS-Erziehungsbücher. »Von Beginn des gemeinsamen Lebens an muss verhindert werden, dass es (das Kind) zum unerbittlichen Haustyrann wird.«

Deshalb muss die Mutter von Anfang an die Weichen in Richtung Gehorsam stellen, zum Beispiel wenn ihr Baby schreit. Haarers Ratschlag für diesen Fall: Das Kind »wird nach Möglichkeit an einen stillen Ort abgeschoben, wo es alleine bleibt, und erst zur nächsten Mahlzeit wieder vorgenommen wird. Häufig kommt es nur auf einige wenige Kraftproben zwischen Mutter und Kind an – es sind die ersten! – und das Problem ist gelöst.« Auch bei einem »schreienden und widerstrebenden« älteren Kind, muss die Mutter tun, was sie für nötig hält. Das Kind wird, so Haarer, »falls es sich weiterhin ungezogen aufführt, gewissermaßen ›kaltgestellt‹, in einen Raum verbracht, wo es allein sein kann und so lange nicht beachtet, bis es sein Verhalten ändert«. Und als sei sie selbst erstaunt über die Wirkung ihres Ratschlags, fügt sie noch hinzu: »Man glaubt gar nicht, wie früh und wie rasch ein Kind solches Vorgehen begreift.«

Mütter, die möglicherweise Zweifel an dem Sinn dieser rabiaten Erziehungsmethode hegten, wurden von Haarer deutlich gewarnt: Wenn sie auf die Wünsche des Kindes eingingen, sei das gefährlich und würde das Kind ermutigen, seinen Willen durchzusetzen, zum Beispiel durch Schreien eine Mahlzeit zu erzwingen. Deshalb dürfe eine Mutter keine Ausnahmen machen, sondern müsse strikt auf die Einhaltung der Regeln achten. Erziehung im Nationalsozialismus bedeutete also, so das Resümee von Sigrid Chamberlain, »früheste Disziplinierung des Kindes durch Schreienlassen, durch Hungernlassen, durch Ignorieren aller seiner Signale als da sind Laute, Blicke, Gesichtsausdrücke; durch Zensierung jeglicher Äußerung des Kindes«.

Wer im Nationalsozialismus aufwuchs, hat diese Erziehungsmethoden mit großer Wahrscheinlichkeit zu spüren bekommen. Und auch nach Kriegsende wirkten die im »Tausendjährigen Reich« geltenden Tugenden weiter. Denn Einstellungen und Überzeugungen lassen sich nicht so schnell verändern, auch jahrelang eingeübte Verhaltensweisen werden nicht von heute auf morgen verändert – zumal man sie ja die ganze Zeit für richtig hielt und keine anderen zur Verfügung stehen. So wirkte die nationalsozialistische Erziehung noch viele Jahre nach Kriegsende fort. Wer im Zweiten Weltkrieg oder nach 1945 zur Welt kam, hat mit hoher Wahrscheinlichkeit die Schule von Johanna Haarer oder andere Methoden erlebt und erlitten. Ihre Bücher verschwanden mit Kriegsende nicht einfach vom Markt. Noch viele Jahre danach fand sich in vielen deutschen Haushalten ein Exemplar ihrer einflussreichen Werke, weshalb man mit Fug und Recht davon ausgehen kann, dass auch die weit nach Kriegsende Geborenen noch im Geiste des nationalsozialistischen Gedankenguts erzogen wurden und lernen mussten, dass Disziplin und Gehorsam wichtige Tugenden sind.

So ist es nicht verwunderlich, wenn sich auch Menschen, die in den 1960er oder 1970er Jahren zur Welt kamen, an Sätze wie diese erinnern:

»Wenn du nicht spurst, setzt es was.«

»Schweig, wenn Erwachsene reden.«

»Du bleibst so lange sitzen, bis du deinen Teller leer gegessen hast.«

»Gegessen wird, was auf den Tisch kommt.«

»Hör auf zu weinen, sonst gebe ich dir einen Grund dafür.«

»Wenn ich dir eine Ohrfeige gebe, will ich nur dein Bestes.«

»Eine Tracht Prügel hat noch niemandem geschadet.«

»Tu einfach, was ich dir sage.«

»Warte, bis du gefragt wirst.«

21. Jahrhundert: Die große Verunsicherung

Es brauchte lange, bis die Grundsätze der »Schwarzen Pädagogik« aus dem Erziehungsrepertoire verschwanden. Erst der 1968er-Generation mit ihrem Konzept der »Antiautoritären Erziehung« gelang ein Umdenken. Erkannt wurde jetzt, dass die autoritären familiären Strukturen autoritäre Charaktere hervorgebracht und damit den Nährboden für den Faschismus geliefert haben. Die Frage, wie Erziehung sein muss, damit Kinder zu mündigen Erwachsenen und nicht zu Mitläufern oder gar Tätern werden, beschäftigte daher die

Theoretiker der 68er Bewegung. Die nächsten Generationen sollten anders aufwachsen als man selbst oder die eigenen Eltern. Statt Ordnung, Disziplin und Gehorsam standen nun gegenteilige Erziehungsziele auf dem Plan: Kritikfähigkeit, Selbstbestimmung, Eigenständigkeit, Selbstregulierung und Kreativität. Kinder sollten befähigt werden, die eigenen Bedürfnisse wahrzunehmen und ihnen Ausdruck zu verleihen. Erwachsene sollten das Kind als eigenständige Persönlichkeit wahrnehmen, es zu einem kritikfähigen Menschen erziehen, dem Kind ihr Handeln erklären und es nicht mehr zum bloßen Befehlsempfänger degradieren nach dem Motto »Gehorche, weil ich es sage«.

Doch Kritik blieb nicht aus: »Grenzenloses Gewähren und hemmungsloses Erfüllen kindlicher Bedürfnisse aber ist als das andere Extrem ebenso verhängnisvoll. Denn hier wird das Kind überfordert. Man verlangt etwas von ihm, was es noch nicht kann: sich selber Grenzen zu setzen«, schrieb der Autor Ekkehard Kloehn bereits Anfang der 1980er Jahre. Jahrzehnte später, im Jahr 2006, erreichte dann die Kritik an der laissez-faire-Erziehung allzu gutmeinender und allzu demokratisch eingestellter Eltern ihren Höhepunkt: Bernhard Bueb, 30 Jahre lang Leiter der Eliteschule Schloss Salem, legte sein Buch *Lob der Disziplin* vor und fand mit seiner These, Disziplin und Autorität seien in Deutschland in Verruf geraten und Erzieher müssten wieder lernen, Grenzen zu ziehen, eine große Resonanz. Ganz ähnlich auch die Argumentation des schwedischen Psychiaters und sechsfachen Vaters David Eberhard. In seinem 2015 auf Deutsch erschienenen Buch *Kinder an der Macht. Die monströsen Auswüchse liberaler Erziehung* bedauert er, dass »in unserer antiautoritären Welt« die Erziehungsmethoden früherer Methoden »als schlechtes Beispiel« angeführt werden. Mehr Führungsstärke, mehr Disziplin, mehr Grenzen – so lautet seine Empfehlung an die heutige Elterngeneration.

Nach wie vor tun sich Eltern und Erzieher also schwer mit dem Eigensinn. Auch wenn sich glücklicherweise die Erziehungsziele und -methoden gewandelt haben, ist Erziehung zum Eigensinn nach wie vor kein explizites Ziel. Eltern wollen auf keinen Fall autoritär sein, aber sie wollen natürlich auch nicht, dass die Kinder zu »Tyrannen« werden und ihnen auf der Nase herumtanzen. Zwar sehen sie längst nicht mehr jedes Nein des Kindes als ungebührliches Benehmen und als Infragestellung ihrer elterlichen Macht an, doch auch heute noch haben Eltern und Erzieher ihre Probleme damit, wenn der Wille des Kindes zu stark ist und es sich ihrem Wollen widersetzt. »Auch wenn wir uns möglicherweise von der Idee verabschiedet haben, dass unsere Kinder um fast jeden Preis gehorsam sein sollen, möchten wir doch gern weiterhin, dass sie auf uns hören und in etwa das tun, was wir ihnen sagen – ganz gleich, ob es ums Zähneputzen, die Hausaufgaben oder das Aufräumen ihres Zimmers geht«, schreibt der dänische Familientherapeut Jesper Juul in seinem Buch *Nein aus Liebe*. Darin stellt er fest: »Bis zur Pubertät haben es Kinder sehr schwer, ihr verbales Nein auf eine Art und Weise zu artikulieren, die von den Erwachsenen gehört und ernstgenommen wird.«

Dabei ist das Nein eines Kindes und Jugendlichen von elementarer Wichtigkeit, meint der Theologe Jörg Müller: »Wer jahrelang als Kind und Jugendlicher widerspruchslos Wünsche der Erwachsenen zu erfüllen hat, wird auf Dauer demoralisiert. Er lebt sein Leben nicht und gerät langsam in eine gedrückte Grundstimmung, gepaart mit geringem Selbstwertgefühl, Hoffnungslosigkeit und diffusen Ängsten. Solche Menschen denken: Widerstand ist zwecklos.«

Erzieher sollten deshalb »aufhören, die Ungehorsamen zurück ins Glied zu rufen«, schreiben Jesper Juul und die Psychologin Helle Jensen in ihrem Buch *Vom Gehorsam zur Verantwortung*. Sie sehen im Ungehorsam die Voraussetzung dafür, dass aus einem Menschen kein Mitläufer, kein Duckmäuser wird, sondern eine Person, die ihre eigenen Rechte und die Rechte anderer achtet und wertschätzt. Und sich furchtlos dafür einsetzt.

Sophie Scholl ist die einzige Frau, die zum inneren Kern der Widerstandsgruppe »Weiße Rose« gehört. Mutig verteilt sie Flugblätter gegen das Nazi-Regime und pinselt Anti-Nazi-Parolen auf Hauswände. Bei einer ihrer Aktionen werden Sophie und ihr Bruder Hans vom Hausmeister der Universität, in der sie die Flugblätter verteilten, entdeckt und der Gestapo übergeben. Der verhörende Beamte gibt Sophie die Möglichkeit, ihr Leben zu retten. Wenn sie Reue zeige und zugebe, schlimme Taten begangen zu haben, könne er ihr helfen. Laut Vernehmungsprotokoll soll Sophie Scholl geantwortet haben, sie sei überzeugt, das Beste für das deutsche Volk getan zu haben und bereue nichts. Die Konsequenzen, die ihr drohten, wolle sie auf sich nehmen.

Warum hat Sophie Scholl nicht durch einen Widerruf beziehungsweise Reue ihr Leben gerettet? Wohl jeder hätte es verstanden. Doch sie hätte dann gegen ihr Wissen, ihre Überzeugungen und vor allem gegen ihr Gewissen handeln müssen – und das war für Sophie Scholl unmöglich. Ja, sie hätte ihr Leben retten können, aber dann hätte sie alles, an das sie glaubte, verraten. Wer wäre sie dann noch gewesen, wenn sie ihre Werte und ihren eigenen Sinn den Systemen des Gehorsams und der Diktatur unterworfen hätte?

IV Ermutigung zum Widerstand

Wir bewundern Sophie Scholl. Wie wir alle Menschen bewundern, die sich durch besonderen Mut und Zivilcourage auszeichnen. Menschen, die es wagen, gegen Unrecht Stellung zu beziehen, die nicht wegsehen, wenn das Nachbarskind verschüchtert und mit blauen Flecken am Körper in die Schule kommt, die sich einmischen, wenn andere bedroht werden – sei es in der U-Bahn oder auf der Straße. Doch in die Anerkennung mischt sich meist schnell die Abgrenzung. Menschen wie Sophie Scholl scheinen Voraussetzungen mitzubringen, die uns fehlen. »Das könnte ich nicht, da fehlt mir der Mut«, sagen wir dann. Oder wir meinen, vor so viel Entschlossenheit müsse man zwar Respekt haben, aber wir zweifeln, ob das tatkräftige Handeln nicht doch unklug oder gar unsinnig ist. Schließlich: Sophie Scholl bezahlte mit ihrem Leben. Fälle wie diesen ziehen wir zur Selbstberuhigung heran. Zeigen sie doch, wo es enden kann, wenn man sich zu sehr exponiert. Wir sagen uns dann: »Ich würde nicht mein Leben opfern, denn was kann ich als Einzelner schon ausrichten!«

Was Menschen durch den Kopf geht, wenn sie Stellung beziehen müssten, welche Begründungen sie finden, wenn eigensinniges und eigenständiges Handeln gefordert werden, hat der Lyriker Erich Fried in seinem Gedicht »Gründe« eindrucksvoll zum Ausdruck gebracht:

Weil das alles nicht hilft
Sie tun ja doch was sie wollen

Weil ich mir nicht nochmals
Die Finger verbrennen will

Weil man nur lachen wird:
Auf dich haben sie gewartet

Und warum immer ich?
Keiner wird es mir danken
(...)

Weil jedes Schlechte
vielleicht auch sein Gutes hat

Weil es Sache des Standpunktes ist
und überhaupt wem soll man glauben?

Weil auch bei den anderen nur
mit Wasser gekocht wird

Weil ich das lieber
Berufeneren überlasse

Weil man nie weiß
wie einem das schaden kann

Weil sich die Mühe nicht lohnt
Weil sie das alle gar nicht wert sind
(...)

Ja, man fühlt sich ertappt. So oder so ähnlich hat wohl jeder von uns schon mal gedacht, wenn es darum ging, Stellung zu beziehen, einzuschreiten, nein zu sagen, eine unpopuläre Meinung kund zu tun. Wenn einer Parolen grölte, denen wir hätten widersprechen müssen. Wenn jemand unsere Hilfe gebraucht hätte, wir uns aber abwandten, weil uns das Risiko zu hoch schien. »Ich bin eben nicht zum Helden geboren«, beruhigen wir dann unser aufkommendes schlechtes Gewissen. Wirklich gut fühlen wir uns dabei aber nicht.

Mut und Eigensinn sind natürlich dort ganz besonders gefragt, wo es ums »große Ganze« geht oder um die Eindämmung von Gewalt und Aggression. Aber Mut und Eigensinn sind ebenso gefragt, wenn wir gegen den Strom schwimmen sollten, wenn eigene Maßstäbe, Werte und Regeln von anderen verletzt werden, wenn wir mit unserer Sicht der Dinge alleine stehen, wenn es um unsere eigenen Interessen geht, die von anderen ignoriert werden. Selbst in solchen ungefährlichen Situationen, in denen wir nichts zu verlieren, sondern nur etwas zu gewinnen haben, fehlt es uns häufig an dem Quäntchen Eigensinn, das wir bräuchten, um für uns zu sprechen. Die Stimmen in unserem Kopf sagen dann: »Lass es sein, schweig«, »Es ist nicht wichtig«, »Es lohnt nicht, dafür einen Streit zu riskieren«, »Wenn du jetzt was sagst, herrscht das ganze Wochenende über schlechte Stimmung«, »Wenn die Kollegin nicht mehr mit dir redet, ist das schlimmer als wenn du jetzt deinem Ärger Luft machst«.

Selbst in alltäglichen Situationen bringen wir die Courage oft nicht auf, zu zeigen, was wir denken und fühlen und wer wir wirklich sind. Wir verstecken unser wahres Ich hinter einer Schutzmauer aus Anpassung und Nicht-wahrhaben-Wollen. »Der Mut zum Ich, der Mut, der Allgemeinheit seine eigene Position entgegenzusetzen, ist ungemütlich«, schreibt der Philosoph Mathias Jung. »Selbst in der eigenen Partnerschaft hält man oft das ›Maul‹, weil man sich vor der Zugluft einer streithaften Auseinandersetzung fürchtet.«

Wir sind oftmals feige – in großen wie in kleinen Dingen.

Viel zu häufig beißen wir uns im entscheidenden Moment auf die Zunge, viel zu häufig haben wir Angst, uns zu blamieren, und schweigen, weil wir nichts falsch machen wollen: Bloß niemanden verärgern, bloß nicht ins Fettnäpfchen treten, bloß nicht jemandem auf die Füße steigen. Gut geht es uns mit dieser Zurückhaltung nicht. Meist sind wir nach Situationen, in denen wir hätten Stellung beziehen müssen, unzufrieden mit uns selbst, schämen uns, machen uns Vorwürfe. Wir wünschten uns dann, wir wären anders, wir nehmen uns vielleicht sogar vor, bei der nächsten Gelegenheit mutiger zu handeln (dann sag ich endlich dem Chef meine Meinung, dann wehre ich mich gegen die übergriffige Kollegin, dann sage ich meinem Partner endlich, dass ich so nicht weiterleben will). Doch beim nächsten Mal ist alles wie immer.

Die Gedanken sind frei

Warum aber sind wir meist so übervorsichtig und oft auch feige, während andere mutig handeln, auch wenn es für sie unangenehm werden kann oder sie – wie Sophie Scholl – ihren Mut sogar mit dem Leben bezahlen müssen? Warum besitzen einige Menschen den Eigensinn, sich gegen Unrecht, gegen Autoritäten, gegen »die Verhältnisse« und gegen Zumutungen aufzulehnen? Ist ihnen der Widerstandsgeist schon in die Wiege gelegt? Das wohl nicht. Vielmehr kommt auch hier der Erziehung eine große Bedeutung zu.

Wie das vorherige Kapitel gezeigt hat, wuchsen frühere Generationen mehrheitlich in Elternhäusern auf, in denen Gehorsam und Disziplin hohe Werte waren. Dass sich in einem solch restriktiven Klima selbständiges Denken und mutiges Handeln kaum entwickeln konnten beziehungsweise ein Kind einen enorm starken Willen brauchte, um sich den strengen Regeln und Geboten nicht zu unterwerfen, liegt auf der Hand. Doch es gab auch Ausnahmen. Ausnahmen, die belegen, dass eine freie, ermutigende Erziehung schon von klein auf einem Menschen ein wichtiges Rüstzeug mitgibt: Er lernt, selbst zu denken.

Wie war das zum Beispiel bei Sophie Scholl?

Nach ihrer Biographin Barbara Beuys war Sophie ein stilles, eher schüchternes Kind, das stundenlang mit seinen Puppen spielte und gerne in die Schule ging. Doch in einigen Anekdoten klingt bereits an, dass sie bei aller Schüchternheit auch ein gesundes Selbstbewusstsein besaß. So soll sie als Zehnjährige über sich gesagt haben: »Die Brävste bin ich nicht, die Schönste will ich gar nicht sein, aber die Gescheiteste bin ich immer noch.« Und von Anpassung an die Verhältnisse hielt schon das kleine Mädchen wenig. Als ihre ein Jahr ältere Schwester Liesl, mit der sie in eine Klasse ging, mal wegen schlechter Leistung in die hinteren Bänke versetzt wurde, protestiert Sophie beim Lehrer: Heute sei der Geburtstag ihrer Schwester, da dürfe er ihr dies nicht antun. Sie nahm Liesl an der Hand und geleitete sie an ihren alten Platz zurück. Der Lehrer akzeptierte es.

Trotz ihres zurückhaltenden Wesens entwickelte sich Sophie Scholl schon früh zu einem selbstbewussten und autonomen Menschen. Wie war das möglich? War Sophie Scholl als mutiger Mensch auf die Welt gekommen? Wohl kaum. Aber sie wuchs in einer toleranten und diskussionsfreudigen Familie auf, in der alle Meinungen etwas galten – auch die der Kinder. Vor allem der Vater war offensichtlich ein gutes Vorbild. Sein Lieblingssatz war »Die Gedanken sind frei«, und er unterstützte seine Kinder darin, Anweisungen nicht kritiklos hinzunehmen.

Sophies Vater »achtete auf die Eigen-Bewegung der Kinder – im Geistigen wie im Körperlichen«, schreibt der Pädagoge Kurt Singer, der in einer Studie erforschte, was mutige von zaghaften Zeitgenossen unterscheidet. Dazu führte Singer mit zahlreichen Menschen tiefenpsychologisch orientierte Gespräche. Ihn interessierte vor allem, welche Rolle die Kindheit bei der Entwicklung mutigen Verhaltens spielt. Und er stellte fest, dass viele, die als Erwachsene durch ihr eigenständiges Denken und Handeln auffielen, entsprechende Erfahrungen in ihren Elternhäusern machen durften. »Sie wurden ermutigt, eigenständig zu handeln, etwas auszuprobieren, und durften dabei auch Fehler machen. So konnten die Heranwachsenden ihrer selbst sicher werden. Sie bekamen Spiel-Raum und Anregung für spontane Aktivität. Neugieriges Fragen, eigenes Denken und eigene Meinung wurden akzeptiert. Die Kinder erfuhren: Ich werde gehört, ich werde ernstgenommen.«

Auch der Politikwissenschaftler Georg Meyer und der Pädagoge Siegfried Frech betonen die entscheidende Rolle des Elternhauses bei der Entwicklung von eigenständigem Denken und Handeln. Damit ein Mensch den Geschehnissen in seinem Leben einen eigenen Sinn geben kann, so Meyer und Frech, müssen schon in der Kindheit bestimmte Voraussetzungen gegeben sein:

Das Kind muss

- von den Eltern ernstgenommen werden,
- seine Meinung frei sagen und Kritik üben dürfen,
- Unterstützung erfahren, wenn es sich gegen Unrecht wehrt,
- in den Eltern gute Vorbilder für Eigensinn haben,
- die Erlaubnis bekommen, eigenständig zu handeln, eigene Gedanken äußern zu dürfen und mit einem Nein seinen eigenen Willen kundzutun. Das heißt nicht, dass dieser Wille in jedem Fall umgesetzt werden kann; wichtig ist die Erfahrung, dass er gehört und ernstgenommen wird.

Wie Sophie Scholl ist auch der Philosoph Karl Jaspers in einem solchen Elternhaus groß geworden. »Mein Vater, unbewusst für uns, unbeabsichtigt von ihm, war uns ein Vorbild. Ohne Kirche, ohne Bezugnahme auf eine objektive Autorität, galt als das Böseste die Unwahrhaftigkeit. Und als fast ebenso schlimm: blinder Gehorsam. Beides darf es nicht geben! Daher war unser Vater unendlich geduldig gegenüber meinem Widerstand. Wenn ich widersprach, kam nicht der Befehl, sondern die Begründung, warum das unvernünftig sei.«

Kinder, die in einem so offenen und ermutigenden Erziehungsklima aufwachsen dürfen, wie Karl Jaspers und Sophie Scholl, entwickeln ein gesundes Verhältnis zum Gehorsam. Sie lernen, in welchen Situationen gehorchen notwendig und sinnvoll ist (auch wenn sie selbst gerne anders handeln würden). Sie spüren instinktiv, wenn die Erwachsenen im Recht sind und können akzeptieren, dass der Gehorsam sie eventuell auch vor Gefahren schützt. Diese gesunde Einstellung zum Gehorsam ist einem Kind aber nur möglich, wenn es umgekehrt die Erfahrung machen kann, dass auch sein eigenes Wollen zählt und ernstgenommen wird. Es stärkt seine seelische Sicherheit, wenn es erleben darf, dass es eigensinnig sein, also Situationen und Erlebnissen einen eigenen Sinn geben darf, wenn es erfährt, dass seine Meinung gehört und sein Nein akzeptiert wird.

Wenn ein Kind keine Angst haben muss, dass die Eltern auf seine Unabhängigkeitswünsche mit Strafen oder Liebesentzug reagieren, traut es sich später als erwachsener Mensch etwas, und es traut sich etwas zu: Dieser Mensch wagt dann, sich seines eigenen Verstandes zu bedienen, er vertraut seinen eigenen Gefühlen und wird sich dem Willen anderer nicht blind unterwerfen. Als Kind hat er gelernt »Ich kann und darf eigene Gedanken und eine eigene Meinung haben«, und diese Erfahrung ermöglicht es ihm im späteren Leben, Rückgrat zu zeigen und nach seinen eigenen Prinzipien zu handeln – auch wenn er damit auf Widerstände stößt. Er bleibt sich selbst und seinen Vorstellungen treu und besitzt die Fähigkeit »etwas einzusehen, zu sagen, was er einsieht, und sich zu weigern, etwas nachzureden, was er nicht einsieht«, so der Psychoanalytiker Erich Fromm.

Doch was, wenn wir als Kind diese Chance nicht hatten? Wenn wir keine ideale Voraussetzung – nämlich fördernde Eltern – vorfanden und uns nicht zu einem eigensinnigen, eigenständigen Menschen entwickeln konnten? Was können wir dann tun? Müssen wir uns damit abfinden, dass wir eher zu den Angepassten denn zu den Unabhängigen und Autonomen gehören? Auf diese Fragen gibt der Pädagoge Kurt Singer eine klare Antwort: »Selbstvertrauen ist eine Grundlage dafür, Mut zu entwickeln. Wer jedoch Vertrauen in sich selbst nicht in dem Maße hat, in dem er es sich wünscht, braucht nicht darauf zu warten, bis es ihm gegeben wird. Er kann durch schrittweises Handeln Angst abbauen. Mut und Selbstvertrauen wachsen nicht durch Denken oder Reden, sondern durch praktisches Tun.«

Wenn wir zu einem autonomen Menschen werden wollen, sollten wir unseren »Folgsamkeitsreflexen«, wie Kurt Singer es nennt, auf die Schliche kommen und erkennen, in welchen Situationen und welchen Menschen gegenüber wir uns in die Rolle des braven Kindes begeben. »Es geht um das Wagnis, echt zu sein, statt eine Rolle zu spielen, sich wahrnehmen zu lassen, statt zu taktieren, so deutlich wie möglich die Meinung mitzuteilen, statt die der anderen zu erraten«, so Kurt Singer. »Das vermindert die Gefahr, sich (...) seiner persönlichen Vorstellungen zu entfremden.«

Den Eigensinn befreien

Es war einmal ein großer, kräftiger Zirkuselefant. Wenn er seine Arbeit in der Manege getan hatte, band ihn das Zirkuspersonal an einem kleinen Pflock fest. Ein symbolischer Akt, denn das kräftige Tier hätte sich von diesem Pflock mit Leichtigkeit befreien können. Doch das tat der Elefant nicht. Er lief nicht weg, sondern blieb brav und stoisch an dem ihm zugewiesenen Platz stehen. Kein Aufbegehren gegen die Kette, kein Befreiungsversuch, keine Unruhe. Das Tier ergab sich kampflos in sein Schicksal. Warum? Weil es dressiert war? Dann hätte er auch nicht angekettet werden müssen, ein dressierter Elefant wird auch ohne Kette stehenbleiben. Der argentinische Arzt und Psychologe Jorge Bucay, der diese Geschichte vom braven Elefanten erzählt, kennt den wahren Grund für den Gehorsam des Tieres: Der Elefant befreit sich nicht von der Kette, »weil er seit frühester Kindheit an einen solchen Pflock gekettet ist«, erklärt Bucay. Für den kleinen Elefanten war der Pflock ein unüberwindbares Hindernis, das Jungtier lernte, dass es gegen die Kette nichts ausrichten konnte. Irgendwann gab es seine Befreiungsversuche auf und akzeptierte sein Schicksal. Es war überzeugt, zu schwach und zu klein zu sein, um sich aus eigener Kraft aus der Gefangenschaft zu befreien. Und diese Überzeugung überprüfte der Elefant niemals wieder auf ihren Wahrheitsgehalt - auch nicht, als er immer größer und stärker wurde.

Der Zirkuselefant wusste, was von ihm in und außerhalb der Manege erwartet wurde, und er erfüllte seine Pflicht. Aber er wusste nicht, dass er inzwischen groß und kräftig geworden war und somit über Fähigkeiten verfügte, um sich von seinen Ketten zu befreien. Niemand hatte ihn in all den Jahren beim Zirkus ermutigt, seine Kräfte zu erproben.

Ähnlich ergeht es Menschen, die früh »an Ketten gelegt« wurden und in einem Klima der Einschränkung, der Gebote und Verbote aufwuchsen. Auch sie erfuhren früh, was man von ihnen erwartete, was sie als richtig und was als falsch ansehen sollten, und bekamen – wie der Zirkuselefant – nur dann Applaus, wenn sie das zeigten, was man ihnen beigebracht hatte. Was sie sonst noch können, was ihr eigentliches Leben ist und welche eigenen Wünsche und Vorstellungen sie dazu haben, war nicht von Interesse. In Ermangelung eigener Werte und Maßstäbe orientieren sie sich an denen anderer und bemühen sich, diesen fremden Vorgaben und Ansprüchen zu entsprechen. Das aber verbaut ihnen den Zugang zu ihren eigenen Bedürfnissen, ihren eigenen Kompetenzen und ihrem eigenen Wollen. Die Frage: »Wer bin ich und was will ich eigentlich?«, können sie daher nur schwer beantworten. Ihr Selbstvertrauen und ihr Selbstbewusstsein ist davon abhängig, was andere von ihnen denken.

»Wir glauben einen ganzen Haufen Dinge nicht zu können«, so die Schlussfolgerung, die Jorge Bucay aus der Geschichte vom Zirkuselefanten zieht, »bloß weil wir sie ein einziges Mal, vor sehr langer Zeit, damals, als wir noch klein waren, ausprobiert haben und gescheitert sind. Wir haben uns genauso verhalten wie der Elefant, und auch in unser Gedächtnis hat sich die Botschaft eingebrannt: Ich kann das nicht, und ich werde es niemals können.«

Die Geschichte zeigt: Wenn wir aufgrund frühen Drucks und elterlicher Erwartungen das eigene Wollen aufgeben, ersparen wir uns Konflikte, aber der Preis, den wir dafür bezahlen müssen, ist hoch: Wir verlieren unsere Authentizität, unsere Einzigartigkeit, und wir verlieren unseren Eigensinn.

Wenn wir früh erfahren mussten, dass Gehorsam und Anpassung mit Zuwendung und Anerkennung belohnt und Eigenständigkeit und Ungehorsam bestraft werden, lernten wir Lektionen fürs Leben: Sei nett! Gib nach! Streng dich an! Mach es anderen recht! Sei erfolgreich! Schweig! Dein Wille zählt nicht! Mach keinen Ärger! Mit großem Einsatz versuchen wir dann, diesen Lektionen zu folgen und stellen ihren Sinn nicht in Frage. Wir drehen unsere Runden in der Manege, freuen uns, wenn wir bei den Leuten gut ankommen und fühlen uns nach den Vorstellungen müde, ausgebrannt, niedergeschlagen und mutlos. Die Kette an den Beinen spüren wir nicht mehr, aber es gibt Anhaltspunkte, dass sie noch da ist. Wann immer ein Gedanke an Ausbruch auftaucht, sagen wir uns: »Das traue ich mir nicht zu« oder »Ich bin zu feige, mir fehlt der Mut« oder »Ich kann mich nicht durchsetzen«, »Ich bin nicht gut genug«. Wie wahr diese Gedanken sind, überprüfen wir nicht.

Doch diese Selbsteinflüsterungen wirken wie sich selbsterfüllende Prophezeiungen. Sie bestärken uns immer wieder in früh erworbenen Überzeugungen und verhindern, dass wir unser wirkliches Ich kennenlernen und Neues über uns selbst erfahren. Wollen wir unser Leben verändern, wollen wir eigensinniger, eigenständiger, unabhängiger werden, sollten wir als Erstes erkennen, dass wir schon lange nicht mehr mit dicken Ketten an riesige Pflöcke gefesselt sind, sondern dass uns die Einschränkung nur so riesig vorkommt, weil wir sie mit den Augen eines Kindes betrachten. Als Erwachsene verfügen wir über sehr viel mehr Kraft und sehr viel mehr Möglichkeiten, um eigensinnig eigene Wege gehen zu können. Um das zu erkennen, sollten wir allerdings aufhören, alles zu glauben, was wir vor vielen Jahren über uns gelernt haben, und was uns von anderen eingeredet worden ist.

Der Mut zum Eigensinn hängt vom Entwicklungsstand eines Menschen ab, schreibt Erich Fromm in seinem Werk *Über den Gehorsam*. »Nur wenn ein Mensch sich vom Schoß der Mutter und den Geboten des Vaters befreit hat, nur wenn er sich als Individuum ganz entwickelt und dabei die Fähigkeit erworben hat, selbständig zu denken und zu fühlen, nur dann kann er den Mut aufbringen, zu einer Macht nein zu sagen und ungehorsam zu sein.«

Wollen wir eigensinniger werden, kommen wir daher um den ersten, wichtigen Schritt nicht herum: Wir müssen erkunden, welche Erfahrungen wir in unserem Rucksack herumtragen und wie diese den Eigensinn blockieren: Warum fehlt es mir an Mut, warum handele ich oft wider meine eigenen Interessen? Warum schweige ich, wo ich den Mund aufmachen sollte? Welche Rolle haben Gehorsam und Ungehorsam in der Kindheit gespielt? Welche Erfahrungen durfte ich mit meinem eigenen Willen machen? Durfte ich als Kind widersprechen? Welche Erfahrungen machte ich, wenn ich gegen Gebote der Eltern verstieß? Durfte ich eine eigene Meinung haben, wurde diese gehört und ernstgenommen? Oder musste ich mit Strafe rechnen, wenn ich kein »braves« Kind war? Wie fühlte ich mich, wenn ich nicht das tat, was von mir erwartet wurde? War ich dann schuldbewusst, ängstlich und tat alles, um die Zuneigung der Eltern wieder zu gewinnen?

Es ist nicht leicht, Antworten auf diese Fragen zu finden. Vielleicht brauchen wir dazu professionelle Hilfe. Aber erst wenn klar ist, welche Fesseln uns in der Kindheit angelegt wurden, ob wir in einem Klima aufwuchsen, in dem Eigenständigkeit und Eigensinn nur schwer gedeihen konnten, sind wir in der Lage, den nächsten Schritt zu gehen und die Fesseln langsam zu lösen. Wir können die inneren Stimmen, die uns von Kindheit an begleiten, zum Schweigen bringen. Sobald wir bewusst wahrnehmen, wie sie uns gängeln (»Spiel dich nicht so auf, nimm dich nicht so wichtig«), ermahnen (»Schweig, sonst bekommst du Ärger«) oder uns vielleicht sogar mundtot machen (»Wer will schon deine Meinung hören«), können wir ihnen unseren Eigensinn entgegensetzen und sie hinterfragen: Stimmt das denn, was dieses Stimmen sagen? Werden sie dem Menschen gerecht, der wir wirklich sind? Haben wir nicht schon längst ganz andere Erfahrungen gemacht?

Werden uns die frühen Einflüsse bewusst, können wir erwachsen damit umgehen: Anders als früher müssen wir ihnen keinen Glauben mehr schenken. Und damit geben wir dem Ungehorsam eine Chance. Dem Ungehorsam, von dem Erich Fromm sagt, er sei »ein Akt der Bejahung«, denn wenn wir unserem eigenen Urteil und unserer eigenen Überzeugung folgen, dann sagen wir ja zu uns selbst.

Anders als der Zirkuselefant, dem die wichtige Erkenntnis »Ich kann meinen Radius erweitern, ich kann sogar meine lächerliche Kette loswerden« verwehrt blieb, müssen wir nicht in Unkenntnis verharren. Haben wir einmal die Zusammenhänge erkannt, sind wir fähig, uns von dem Früher zu distanzieren und immer mutiger zu zeigen, was wir denken, was wir fühlen und wer wir sind.

Aschenputtel ist ein braves, angepasstes Mädchen, das von ihrer bösen Stiefmutter und deren zwei Töchtern gedemütigt wird. Sie muss niedrigste Arbeiten verrichten, während die anderen Mädchen in Saus und Braus leben. Aschenputtel ist fleißig, beschwert sich niemals, hat aber ihre kleinen Geheimnisse, die ihr das Leben erleichtern. So helfen ihr weiße Tauben, die im Haselstrauch auf dem Grab der Mutter sitzen und ihr kleine Wünsche erfüllen. Doch eines Tages ist es mit der Anpassung an die tyrannische Stiefmutter vorbei. Am Königshof findet ein Fest statt, alle Jungfrauen des Landes sind eingeladen, denn der Königssohn sucht eine Braut. Natürlich sind die Stiefschwestern dabei. Aschenputtel aber darf nicht zum Fest: Sie ist zu dreckig, hat keine schönen Kleider und kann nicht tanzen, meint die Stiefmutter. Aschenputtel aber lässt sich von den weißen Tauben wunderschön einkleiden, geht auf den Ball und erregt die Aufmerksamkeit des Königssohns – und wird von ihm nach einigen Irrungen und Wirrungen zum Traualtar geführt.

Erst als Aschenputtel ungehorsam und eigenwillig ist, erst als sie sich gegen den Willen der Stiefmutter schöne Kleider beschafft und sich heimlich aus dem Haus stiehlt, um den Ball zu besuchen, kommt Bewegung in ihr Leben. Sie befreit sich aus der Anpassung und Unterdrückung und lebt ihr eigenes Leben.

Eine Weiterentwicklung war dem Mädchen nur möglich, weil sie es wagte, ungehorsam zu sein.

V Wenn der Eigensinn fehlt

Symptome und eigensinnige Gegenstrategien

Haben Sie inzwischen ein Bild davon gewonnen, wie ausgeprägt Ihr Eigensinn ist? Können Sie von sich behaupten, ein Mensch zu sein, der seinem Leben einen eigenen Sinn gibt? Wenn ja, dann ist alles in Ordnung, und Sie brauchen eigentlich nicht weiter zu lesen. Vermutlich aber hat die Selbstprüfung ein anderes Ergebnis erbracht. Vermutlich mussten Sie feststellen,

- dass Sie als Kind in Ihrem Eigensinn nicht gestärkt, sondern geschwächt worden sind,
- dass Sie keine Erziehung zum Eigensinn, sondern zum Gehorsam genossen haben,
- dass Sie sich viel zu häufig anpassen, unterordnen,
- dass Sie schweigen, wo Sie etwas sagen müssten,
- dass Sie aus falscher Rücksichtnahme, falscher Bescheidenheit oder weil Sie nett sein wollen anderen nicht Ihre wahren Gedanken und Gefühle mitteilen und
- dass Sie der Mut verlässt, wenn es darum geht, für sich selbst und Ihre Werte einzustehen.

Ist das der Fall? Dann sollten Sie sich vertraut machen mit den Konsequenzen dieses nicht eigensinnigen Verhaltens. Denn erst wenn Sie diese kennen, wenn Sie die Verbindung zwischen fehlendem Eigensinn und Ihren Lebensproblemen sehen, können Sie das Projekt »eigensinnig werden« mit Überzeugung in Angriff nehmen.

Fehlender Eigensinn hat Auswirkungen auf viele Bereiche Ihres Lebens. Doch meist werden Sie die Schwierigkeiten, mit denen Sie zu kämpfen haben, nicht damit in Verbindung bringen. Um dem Zusammenhang zwischen fehlendem Eigensinn und Ihren Problemen im Leben auf die Spur zu kommen, sollten Sie Ihre »Baustellen« mal unter diesem Blickwinkel betrachten. Sie werden feststellen, dass mangelnder Eigensinn einen hohen Anteil daran hat, wenn Sie das Gefühl haben

- ausgenutzt zu werden,
- sich nicht durchsetzen zu können,
- von anderen nicht so wahrgenommen zu werden, wie es Ihnen zusteht,
- immer unter Zeitdruck zu stehen,
- ständig gestresst zu sein,
- leer und ausgebrannt zu sein,
- nicht gut genug zu sein,
- nicht Ihr eigenes Leben zu leben.

Schauen wir uns diese Problembereiche einmal genauer an: Welche Rolle spielt der Eigensinn, besser: der fehlende Eigensinn, dabei? Und was verändert sich, wenn es Ihnen gelingt, Ihr Leben eigensinniger zu führen?

»Ich fühle mich ausgenutzt«

»Die Leute sind so ich-bezogen. Diese Welt wäre ein besserer Ort, wenn die Menschen zur Abwechslung mal an andere denken würden.«

»An wen wohl sollten sie denken?«

»An mich! Jeder sollte mehr auf mich achten!«

Calvin und Hobbes im Gespräch. Der amerikanische Comiczeichner Bill Watterson hat den altklugen Jungen und den gutmütigen Tiger erschaffen, und sie tiefgründig-witzig über das Leben philosophieren lassen. Ganz nebenbei hat er mit dem Comicstrip den Fans auf freundliche Weise einen Spiegel vorgehalten. In diesem konkreten Fall: Wer hätte nicht schon mal gedacht: »Mensch, sind die anderen egoistisch, sie könnten ruhig mal mehr Rücksicht auf mich nehmen!«

Wenn wir über Calvin und seinen Egozentrismus lachen, dann also sicher auch, weil wir uns ertappt fühlen. Zwar würden wir selbst niemals eine solche Forderung (»Jeder sollte mehr auf mich achten.«) über die Lippen bringen, aber der Wunsch ist uns nicht fremd: Es wäre natürlich schön, wenn andere zugewandter, freundlicher, liebevoller wären. Wie der kleine Calvin denken auch wir immer mal wieder, dass die Welt ein besserer Ort und speziell unser Leben angenehmer und leichter sein könnte, wenn die Menschen um uns herum nicht so ich-bezogen wären. Wie oft müssen wir erleben, dass unsere Bedürfnisse nicht gesehen werden, dass unsere Wünsche nicht interessieren, dass die anderen viel erwarten, aber selten bereit sind, ihrerseits etwas zu geben. Wir registrieren ein Ungleichgewicht zwischen der Aufmerksamkeit und Anerkennung, die wir schenken, und der Aufmerksamkeit und Anerkennung, die wir bekommen.

Ein paar Beispiele, die auch Sie sicherlich aus Ihrem eigenen Leben und Erleben kennen:

Weil Sie interessiert an den anderen sind, wissen Sie meist, was im Leben der anderen vor sich geht. Auf Ihre immer ernstgemeinte Frage: »Und wie geht es dir?«, bekommen Sie meist ausführliche Antworten, und Sie hören selbstverständlich interessiert zu, wenn Ihnen von Gesundheitsproblemen, von familiären Problemen oder Sorgen um Kind und Kegel berichtet wird. Doch umgekehrt bringen andere oftmals nicht so viel Geduld auf. Ihre Frage »Wie geht es dir?« ist häufig nur eine Floskel, eine wahrhaftige Antwort wird nicht erwartet und ist oftmals auch gar nicht erwünscht.

***

Nach einem geselligen Abend kommen Sie oft ausgelaugt und frustriert nach Hause und fragen sich, ob Ihre Freundinnen und Freunde wirklich welche sind. Wieder einmal kreiste jeder und jede nur um sich selbst, versuchten die Versammelten sich mit ihren Meinungen und Anliegen durchzusetzen. Sie erzählten mit einer Selbstverständlichkeit von ihren tollen Urlauben und sonstigen Abenteuern ihres Freizeitlebens und ließen Sie am Schicksal ihrer ach so interessanten Freunde, Verwandten und Bekannten (die Sie jedoch kaum oder gar nicht kennen) teilnehmen. Am Ende hatten Sie den Eindruck, mal wieder nur geduldige Staffage für die Geschichten, die Erfolge, die Interessen der anderen gewesen zu sein.

***

Ähnliches kennen Sie aus dem Arbeitsleben. Auch hier haben Sie häufig den Eindruck, dass andere ihre Ziele besser erreichen und für weniger Einsatz mehr Anerkennung bekommen. Sie ärgern sich darüber, vielleicht fühlen Sie sich sogar gemobbt, haben das Gefühl, dass Ihr Potential nicht gesehen und Sie systematisch ausgenutzt werden. Dennoch lassen Sie natürlich in Ihrer Leistungsbereitschaft nicht nach. Sie können gar nicht anders, als pflichtbewusst Ihre Aufgaben zu erfüllen. Da Sie sich aber nicht wertgeschätzt fühlen, sondern – im Gegenteil – ausgenutzt, sind Sie nicht mit dem Herzen bei Ihren Aufgaben. Die Folgen können langfristig gravierend sein: Dem Rückzug in die innere Kündigung folgen nicht selten psychosomatische Beschwerden und schließlich der körperliche oder seelische Zusammenbruch. Stresserkrankungen und Burn-out sind häufig das Ergebnis, wenn Menschen sich über lange Zeit hinweg ignoriert und nicht angemessen beachtet fühlen.

***

Sie haben Ihre beste Freundin seit Monaten nicht gesehen. Nun endlich haben Sie einen Termin für ein gemeinsames Wochenende gefunden. Sie freuen sich sehr darauf. Am Abend vor der Abreise ruft die Freundin an und meint, ihre 16-jährige Tochter würde gerne mitfahren. »Du hast doch nichts dagegen?« Sie fühlen sich überrumpelt, spüren die Enttäuschung – und hören sich dann sagen: »Aber nein, das macht mir nichts aus.«

***

Wochenenddienste gehören zu Ihrem Job. Sie absolvieren sie zuverlässig. Ein Kollege aber hat immer gute Gründe, warum er seinen Dienst nicht antreten kann – und bittet Sie regelmäßig um Vertretung. Obwohl Sie selbst sehr erschöpft sind, tun Sie ihm – widerwillig – den Gefallen.

***

Nicht zuletzt beschleicht Sie auch in Ihrer Partnerschaft und Ihrem familiären Umfeld immer wieder dieses Einbahnstraßengefühl. Auch hier sind immer Sie, so ist jedenfalls Ihre Wahrnehmung, für alle und alles da: Sie sind Auftankstelle und Versorgungsstation für erschöpfte Familienmitglieder, Klagemauer für die Sorgen und Ärgernisse der anderen, Seelsorger und Ratgeberin für Partner, Kinder, alte Eltern. Sie wissen und sehen sofort, wenn Ihre Unterstützung gebraucht wird. Doch wer kümmert sich um Sie? Wo können Sie auftanken und ausruhen? Wer hört Ihnen zu? Wie kommen Sie zu Ihrem Recht? Wer interessiert sich für Ihre Sorgen und Nöte? Wenn sich diese Gedanken in Ihrem Kopf breitmachen, dann fühlen Sie sich ausgenutzt und sind überzeugt, ständig den Kürzeren zu ziehen. Die Frage, ob die anderen Sie wirklich lieben oder ob Sie nur gebraucht werden, drängt sich dann auf.

Situationen wie diese sind in Ihrem Leben gar nicht so selten? Jemand tritt mit einer Forderung, einer Bitte, einem Wunsch an Sie heran, und Sie reagieren automatisch positiv, überlegen gar nicht erst, ob Sie zustimmen oder ablehnen wollen. Vielleicht registrieren Sie unterschwellig, dass Ihnen das jeweilige Ansinnen oder Verhalten nicht gefällt, vielleicht regt sich sogar leichter Widerstand in Ihnen – trotzdem sagen Sie nicht, was Sie eigentlich sagen möchten: Nein! Geht leider nicht! Mach ich nicht! Den Gefallen kann ich dir nicht tun! Warum soll ich mich für dich und deine Erfolge interessieren, wenn ich das Gefühl habe, dass du dich gar nicht für mich interessierst?

Die Bereitschaft, die eigenen Bedürfnisse denen anderer unterzuordnen, ist groß, wenn es Ihnen an Eigensinn mangelt. Es fällt Ihnen dann schwer, anderen Menschen und deren Wünschen, Forderungen oder auch Zumutungen Grenzen zu setzen.

Menschen, die zu nachgiebig und zu nett sind, erkennt man an ihrer »Hinwendung zu den Menschen«, erklärt die Psychoanalytikerin Karen Horney. Sie sind immer daran interessiert, das Denken und Wollen der anderen herauszufinden. Und das gelingt ihnen meist oft so gut, dass sie anderen die Wünsche von den Augen ablesen können. Sie schlagen ihren Mitmenschen niemals etwas ab, sie unterstützen, sie helfen, sie sind immer da, wenn man sie braucht. Richtig streiten, Konflikte austragen kann man mit ihnen so gut wie gar nicht. Durch ihre Nachgiebigkeit verhindern sie im Grunde jeden Konflikt.

Ein weiteres Merkmal eigensinnschwacher Menschen: Sie neigen dazu, ihre »geistige Übereinstimmung und Interessensgemeinschaft mit anderen zu überschätzen und die trennenden Faktoren zu übersehen«, erklärt Horney. Anders ausgedrückt: Sie wissen oftmals nicht, was sie selbst wollen und machen sich den Willen anderer zu eigen. Das ist nicht verwunderlich. Denn wer keine Chance hatte, seine Eigenständigkeit und Eigenwilligkeit zu entwickeln und als wichtiges Gut zu betrachten, sondern stattdessen gelernt hat, dass der Wille anderer wichtiger ist als der eigene, muss sich zwangsläufig mit dem, was andere wollen, identifizieren. Der Nette richtet sich dann bereitwillig nach der Meinung anderer. Typisch für ihn ist zum Beispiel, dass er auf die Frage, welchen Film er ansehen möchte, welches Lokal er gerne besuchen möchte, fast immer mit einer Gegenfrage antwortet: »Was möchtest du?«

Nette Menschen, so hat Karen Horney weiter beobachtet, erkennt man auch an ihrer Bereitschaft, andere für intelligenter, attraktiver, besser zu halten als sich selbst. Selbstzweifel sind ein lästiger Begleiter nachgiebiger Menschen, denen es an Eigensinn mangelt. Diese Selbstzweifel können nur gemindert und unter Kontrolle gehalten werden, wenn man von den scheinbar so viel wichtigeren anderen Zuwendung und Bestätigung bekommt. Die eigene Selbstachtung steht und fällt mit deren Anerkennung oder Ablehnung. Ein an sich selbst zweifelnder Mensch kann es sich darum nicht leisten, eigensinnig seine eigenen Interessen zu vertreten, die Gefahr wäre zu groß, damit in »Ungnade« zu fallen.

Man kann die Schuld bei den anderen suchen. Nur – was hat man davon?

Wenn Sie sich in der Nettigkeitsfalle befinden und von anderen ausgenutzt fühlen, ist es naheliegend, zunächst mal auf die anderen und deren Verhalten zu schauen: Mit Calvin könnten Sie denken »Die Leute sind so ich-bezogen, sie verhalten sich ignorant, selbstsüchtig, egoistisch. Jeder denkt nur an sich, jeder hört sich gerne reden, ist nur auf seine Probleme fixiert, ist emotional bedürftig und saugt Energie von mir ab. Den anderen gelingt es immer, ihre Wünsche, ihre Meinungen, ihre Vorstellungen an den Mann und die Frau zu bringen. Für mich ist kein Platz. Ich komme in deren Leben nur vor, wenn ich funktioniere.«

Möglicherweise stimmt das in dem einen oder anderen Fall. Aber selbst wenn dem so ist – hilft es Ihnen weiter, wenn Sie von den Menschen in Ihrem Umfeld und Ihrer Situation ein so enttäuschendes Bild zeichnen? Was folgt daraus? Hat das irgendwelche Konsequenzen? Ändert sich dadurch etwas zum Besseren? Wohl kaum. Denn in der Regel werden Sie Ihren Mitmenschen Ihre Unzufriedenheit gar nicht mitteilen. Im besten Fall »nörgeln« Sie etwas herum, aber offene Kritik wagen Sie nicht. Im Privatleben explodieren Sie vielleicht hin und wieder, nur um sich hinterher für Ihren Gefühlsausbruch zu schämen und wieder »nett« zu sein. Sie wollen die anderen ja nicht enttäuschen oder verärgern. Das, was Sie sich wünschen, bekommen Sie jedenfalls nicht: mehr Respekt, Ihr Recht, die Ihnen zustehende Beachtung und Anerkennung.

Und selbst wenn Sie hoffnungsvoll neue Kontakte knüpfen, müssen Sie über kurz oder lang feststellen, dass sich das alte Spiel wiederholt: Das Gefühl, am Rande zu stehen oder nur dann gesehen zu werden, wenn Sie anderen im weitesten Sinn des Wortes »zu Diensten« sind, taucht wieder auf. Und die Frage »Wer interessiert sich eigentlich wirklich für mich?« muss immer wieder negativ beantwortet werden.

Was geht da vor sich? Liegt es tatsächlich am Egoismus, der Selbstbezogenheit anderer Menschen, dass Sie das Gefühl des Zu-kurz-Kommens und Ausgenutzt-Werdens nicht loswerden? Hat Calvin also recht? Möglicherweise. Aber möglicherweise auch nicht. Vielleicht liegt es gar nicht an den anderen? Vielleicht liegt die Ursache ja bei Ihnen selbst?

Verständlich, wenn Sie jetzt Empörung verspüren. Denn schließlich geht es Ihnen nicht gut, sie kämpfen schon sehr lange um eine Verbesserung – und jetzt sollen Sie auch noch schuld an Ihrer Situation sein? Schuld daran, dass Sie sich um andere bemühen, sich einsetzen und aufopfern – und wenig, zu wenig, zurückbekommen?

Auch wenn es unangenehm ist: Wenn Sie an Ihrer Situation grundlegend etwas verändern wollen, wenn Sie sich mit sich und anderen wohler fühlen wollen, lohnt es sich, die Perspektive zu wechseln. Lenken Sie den Blick von den egoistischen Mitmenschen auf sich selbst: Wenn Sie – wie Calvin –

wollen, dass die anderen Ihnen mehr Beachtung schenken, Ihnen mehr Respekt entgegenbringen, mehr Rücksicht auf Sie nehmen, interessierter an Ihnen sind, dann müssen Sie die Verantwortung dafür übernehmen, dass all das passiert. Auch wenn Sie es aufgrund Ihrer immer wieder gemachten Erfahrungen nur schwer nachvollziehen und glauben können: Sie haben es in der Hand, wie man Ihnen begegnet. Sie können beeinflussen, wie andere Sie sehen und wie diese mit Ihnen umgehen. Sie können dafür sorgen, dass es Ihnen im Umgang mit anderen besser geht, dass Sie sich nicht lust- und energielos, sondern aktiv und selbstbewusst fühlen.

Worum es bei dem notwendigen Perspektivenwechsel geht, verdeutlichen diese Fragen:

- Wenn Sie nicht gehört werden, liegt das vielleicht daran, dass Sie sich nicht genügend Gehör verschaffen? Wenn Sie immer nur in der Zuhörerposition sind, reden Sie vielleicht zu wenig?
- Wenn die anderen Ihnen ihre Sorgen aufdrängen, haben Sie sie möglicherweise dazu eingeladen? Zum Beispiel durch zu nette, zu interessierte, zu zugewandte Fragen?
- Wenn Sie immer die oder der Dumme sind, bei dem oder der die Arbeit hängenbleibt, setzen Sie dann zu wenig Grenzen?
- Wenn andere Ihnen Ihre guten Ideen wegschnappen und Sie bei Beförderungen immer das Nachsehen haben, machen Sie zu wenig Werbung für sich selbst?
- Wenn Sie sich immer wieder um die Anliegen und Sorgen anderer kümmern (müssen), liegt das möglicherweise daran, dass Sie das Wort »nein« zu selten verwenden?
- Wenn die anderen immer ihren Willen durchsetzen, haben Sie dann vielleicht zu bereitwillig Platz gemacht und Ihren Willen nicht deutlich genug gezeigt? Oder wissen Sie vielleicht selbst nicht genau, was Sie eigentlich wol-

len? Verhalten Sie sich abwartend und beobachten, wie die Wünsche der anderen ausfallen – und richten sich dann danach?

- Wenn andere sich in die erste Reihe setzen, liegt das daran, dass Sie Ihr Licht unter den Scheffel stellen und sich aus falscher Bescheidenheit im Hintergrund halten?
- Wenn Sie anderer Meinung sind als Ihr Partner, Ihre Freunde, Ihre Kollegen, Ihre Vorgesetzte, halten Sie dann lieber Ihren Mund? Um des lieben Friedens willen? Weil Sie nicht (unangenehm) auffallen, keinen Konflikt riskieren wollen? Weil Sie glauben, dass andere Menschen über Ihnen stehen, mehr zu sagen haben, wahrscheinlich die Dinge richtiger sehen als Sie es tun?

Unangenehme Fragen. Sie lenken den kritischen Blick, den Sie bislang auf andere warfen, unbarmherzig auf sich selbst und bringen Sie möglicherweise heftig ins Wanken. Denn wenn Sie diesen Fragen mehrheitlich zustimmen müssen, dann bedeutet das, dass es Ihnen definitiv an Eigensinn mangelt und Sie anderen Menschen Tür und Tor öffnen, sich nach Belieben bei Ihnen zu »bedienen«. Sie suggerieren dann Ihren Mitmenschen: »Ich bin bescheiden, immer hilfsbereit, immer freundlich, immer interessiert.« Klar, so sind Sie. Aber wären Sie nicht hin und wieder gerne ganz anders? Würden Sie nicht in manchen Situationen angemessener, das heißt wahrhaftiger, reagieren und Ihr wahres Ich, Ihre wahren Gedanken und Ihre tatsächlichen Gefühle zeigen? Wäre es nicht befreiend, endlich mal mit den eigenen Interessen und Ansichten nicht hinterm Berg zu halten, sondern sich einzubringen – mit Ihren Interessen, Ihrer Kompetenz, Ihren Erlebnissen und Erfahrungen. Und nicht immer anderen den ganzen Raum dafür zu lassen?

Wenn Sie nur davon träumen, aber nicht danach handeln, dann lassen Sie sich in wichtigen Situationen im Stich. Sie treten nicht für sich ein, stehen nicht an Ihrer Seite, kämpfen nicht für sich. Sie überlassen anderen das Feld und geben diesen die Macht über sich: die Definitionsmacht, die Entscheidungsmacht, die Willensmacht. Das geht natürlich nicht spurlos an Ihnen vorbei, sondern hat massive Auswirkungen auf Ihre seelische Gesundheit. Wenn anstelle der eigenen Wünsche, ständig die Frage steht, was andere wollen und erwarten, und wenn man diese Erwartungen auf keinen Fall enttäuschen möchte, ist häufig die Folge, »dass solche Menschen bewusst oder unbewusst das Gefühl haben, von anderen vergewaltigt zu werden, wütend darüber sind und doch nicht sehen, dass sie es in erster Linie sind, die sich vergewaltigen lassen«, wie der Psychoanalytiker Erich Fromm mit aller Deutlichkeit beschreibt.

Warum tun Sie das? Was bringt Sie dazu, so rücksichtslos sich selbst gegenüber zu sein? Warum verzichten Sie (scheinbar freiwillig) auf Ihre Rechte? Warum verstecken Sie Ihre Bedürfnisse? Vermutlich, weil Sie auf keinen Fall egoistisch, selbstsüchtig, ichbezogen, eigenmächtig erscheinen wollen. Und natürlich auch nicht eigensinnig. Denn wahrscheinlich gehören auch Sie – wie in Kapitel I beschrieben – zu den Vielen, die Eigensinn mit Egoismus verwechseln und ihm ein negatives Etikett anheften. Deshalb liegt Ihnen viel daran, dass andere nichts Schlechtes von Ihnen denken. Niemand soll Ihnen nachsagen, Sie seien unfreundlich, stur, eigen, uneinsichtig, arrogant oder wie all die Zuschreibungen lauten, die nette Menschen auf keinen Fall über sich hören wollen. Natürlich möchten Sie auch nicht, dass die anderen Sie nicht »nett« finden, sich vielleicht sogar irritiert von Ihnen abwenden.

Und, ja: Sie erreichen Ihr Ziel. Andere Menschen finden Sie nett, andere Menschen haben Vertrauen zu Ihnen und schütten Ihnen Ihr Herz aus. Wohl kaum jemand würde Sie als ichbezogen und selbstsüchtig charakterisieren. Sie sorgen mit Ihrem Verhalten schon dafür, dass Sie auf keinen Fall in die gefürchtete Schublade »Egoist« oder gar »schwierige Person« gesteckt werden können. Aber es drängen sich zwei Fragen auf:

Was haben Sie davon?

Und ist der Preis, den Sie für dieses Ziel bezahlen, nicht zu hoch?

Wenn Sie wirklich ehrlich zu sich sind, lautet die Antwort auf die erste Frage ganz klar: »Nicht viel«; und auf die zweite Frage können Sie sicher nur mit einem uneingeschränkten »Ja!« reagieren.

Fehlender Eigensinn – ein direkter Weg in die Depression?

Wenn die eigene Macht nicht erlebt werden darf, wenn »unpassende« Gefühle aus Angst vor Beziehungsverlust unterdrückt werden und eigene Wünsche und Bedürfnisse zweitrangig sind, entsteht früher oder später unweigerlich der Eindruck, ohnmächtig zu sein, ausgenutzt zu werden. Der Verzicht auf das Eigene, auf den Eigensinn, kann vielfältige Folgen für die körperliche und seelische Gesundheit haben. Vor allem das Risiko, an einer Depression zu erkranken, ist groß. Denn wie der Sozialpsychologe Martin E. P. Seligman in seinen bahnbrechenden Studien belegen konnte: Das Gefühl der Hilflosigkeit, die Überzeugung, nichts selbst beeinflussen zu können, ist die Grundlage, auf der sich eine Depression entwickeln kann. Wenn der Eigensinn fehlt, wenn Menschen davor zurückschrecken, den Ereignissen in ihrem Leben einen eigenen Sinn zu geben und diesen auch zu kommunizieren, sind sie in großer Gefahr, früher oder später an Depression zu erkranken. Wer zu wenig Eigensinn besitzt, verliert den Bezug zu sich selbst.

Die amerikanische Wissenschaftlerin Rita Schreiber hat den Zusammenhang zwischen der Anpassungsbereitschaft von Frauen und der Krankheit Depression in einer Interviewstudie eindrucksvoll nachgewiesen. Die Forscherin bekam von depressiv erkrankten Frauen typische Aussagen zu hören, die zeigen, wie sehr sich diese Betroffenen im Vorfeld der Erkrankung durch Nachgiebigkeit und selbst erzeugter Ohnmacht zum Schweigen gebracht haben:

> »Wenn ich eine Meinung habe, kann ich sie schnell ändern, weil ich Angst vor Streit habe. Dann gebe ich auf.«
>
> »Ich habe im Grunde nichts zu sagen, nichts zu bestimmen, meine Gefühle und Bedürfnisse zählen nicht.«
>
> »Ich habe das Gefühl, alle anderen Menschen sind wichtiger. Ich komme immer zum Schluss. Egal wo, in der Familie, bei den Freunden, am Arbeitsplatz.«
>
> »Ich hatte das Gefühl für richtig und falsch verloren. Ich wusste nicht, was ich für mich machen darf oder wie viel ich für andere tun muss.«
>
> »Ich wollte jeden erfreuen, meine Eltern, meinen Ehemann. Auf deren Bedürfnisse achtete ich, doch mit mir selbst war ich extrem kritisch und verlangte sehr viel von mir.«

Dieses Muster des »Sich-selbst-zum-Schweigen-Bringens« und das bereitwillige Ignorieren eigener Gefühle und Bedürfnisse aus Angst vor dem Abbruch wirken sich langfristig verheerend auf die Gesundheit aus: Das Selbstwertgefühl wird immer schwächer, die Gefahr, an Depressionen zu erkranken, wächst.

Wenn Sie Ihren Eigensinn nicht zu zeigen wagen, haben Sie möglicherweise ein hohes Depressionsrisiko. Es ist daher extrem wichtig, sich von der Nettigkeit zu verabschieden und zu lernen, die eigene Stimme zu erheben und dafür zu sorgen, dass sie gehört wird. Sie müssen erkennen: Nettsein ist eine Einbahnstraße. Als netter Mensch sind sie zwar beliebt, aber Sie werden häufig ausgenutzt und bekommen nicht, was Ihnen zusteht: Anerkennung, Zuwendung, Respekt. Schaffen Sie es, weniger nett und dafür eigensinniger zu sein, werden Sie bald erfahren, wie befreiend und kraftspendend es ist, es nicht mehr jedem recht machen müssen.

Woher kommt nur all die Nettigkeit?

Wenn Sie sich von anderen ausgenutzt fühlen und zu wenig »gesehen« werden, sollten Sie darüber nachdenken, wie Sie zu dem Menschen geworden sind, der Sie sind. Was hat Sie so uneigennützig, bescheiden und anderen zugewandt werden lassen? Warum sind Sie eigentlich so ein netter Mensch?

Aus den beiden vorherigen Kapiteln kennen Sie wahrscheinlich die Antwort auf diese Fragen. Sie haben inzwischen sicher schon einen Eindruck davon bekommen, ob Sie zu den Menschen gehören, die eine den Eigensinn fördernde Erziehung genießen durften, oder ob Sie als Kind eher zum Bravsein angehalten wurden. Wenn die Erfahrung »Ich fühle mich ausgenutzt« zu Ihrem Leben gehört, dann konnten Sie sich in Ihrer Kindheit wohl kaum abgrenzen und nein sagen, ohne dass Sie dafür mit Liebesentzug bestraft wurden. Vermutlich haben Sie vorwiegend Botschaften erhalten, die Sie in Ihren Autonomiebestrebungen und Ihrem freien Willen einschränkten und Sie in eine ungesunde Anpassung drängten.

Mussten Sie beispielsweise schon früh erfahren, dass Ihre Wünsche und Bedürfnisse nicht interessieren, dafür aber die Bedürfnisse Ihrer engsten Bindungspersonen von großer Wichtigkeit sind, entwickelten Sie mit hoher Wahrscheinlichkeit ein »falsches Selbst«, wie der Psychoanalytiker Donald W. Winnicott es nennt. Menschen mit einem falschen Selbst erleben in ihrer Kindheit: »So, wie ich bin, liebt man mich nicht«, und zeigen deshalb Verhaltensweisen, von denen sie glauben, dass diese bei den Menschen, von denen sie sich abhängig fühlen, besser ankommen. Sie werden ein braves Kind, sie tun, was andere von ihnen erwarten, entwickeln ein großes Einfühlungsvermögen für die Bedürfnisse anderer und entfremden sich immer mehr von den eigenen. Irgendwann wissen sie gar nicht mehr, ob und welche eigenen Wünsche sie haben. Weil das wahre Selbst nicht geliebt und gesehen wird, geht es verloren. Das Wissen um das eigene Selbst aber ist die Voraussetzung dafür, sich gegenüber anderen abgrenzen zu können und sich ihren vielfältigen Vereinnahmungsversuchen zu widersetzen. Das wahre Selbst ist die Voraussetzung dafür, sich selbst zu verwirklichen.

Wie aber kommen Sie Ihrem wahren Selbst auf die Spur? Was brauchen Sie, um auf die Nettigkeit, die ein Ausdruck Ihres falschen Selbst ist, ohne Angst vor Zurückweisung verzichten zu können? Wenn Sie es wagen, in Zukunft eigensinniger und weniger nett zu sein, ist es wichtig, dass Sie die Zusammenhänge zwischen Ihrem gegenwärtigen Verhalten und früh Erlerntem erkennen. Erst dann sind Sie in der Lage, sich in Richtung Eigensinn zu verändern. Folgende Fragen können dabei hilfreich sein:

- Welches sind Ihre herausragenden Nettigkeits-Eigenschaften (zum Beispiel gut zuhören können, sich einfühlen, sich nicht zu wichtig nehmen)?
- Wann und wodurch haben Sie diese Eigenschaften gelernt? Welches Verhalten und welche Erziehungsmaßnahmen Ihrer Eltern könnten die Saat dafür gelegt haben?
- Welche elterlichen Botschaften haben Sie zur Nettigkeit

erzogen – und inwieweit haben diese Botschaften auch heute noch Einfluss auf Ihr Verhalten?

- Wie wurde in Ihrer Familie mit Konflikten umgegangen? Wertschätzend und konstruktiv? Oder wurden Konflikte eher vermieden und unter den Teppich gekehrt?
- Was glauben Sie, welche Verhaltensweisen hätten Sie lernen müssen, welche Ermutigung hätten Sie von Ihren Eltern gebraucht, um ein eigensinnigerer, weniger netter Mensch zu werden?

Fragen, für deren Beantwortung Sie sich Zeit lassen sollten. Vielleicht brauchen Sie auch die Unterstützung oder Erinnerung von Menschen, die Ihre Eltern und Sie als Kind kannten. Lassen Sie sich von diesen Personen erzählen, wie sie Sie wahrgenommen haben. Fragen Sie diese Zeitzeugen: »Wie war ich als Kind? War ich lebhaft, eigenwillig, trotzig, schwierig? Wie gingen die Eltern mit mir um? Oder war ich ein liebes, braves Kind, das niemals Ärger machte?« Wenn Sie erst einmal anfangen mit der Recherche, tauchen ganz sicher weitere wichtige Fragen auf, deren Beantwortung Ihnen zeigen kann, warum Sie so ein netter Mitmensch geworden sind und warum es so wenig Eigensinn in Ihrem Leben gibt. Mit hoher Wahrscheinlichkeit zeichnet sich ein Bild ab, das typisch ist für Menschen, die ihr Leben allzu selbstlos in den Dienst anderer stellen. Ihre Kindheitsgeschichten ähneln sich:

- Sie mussten sehr früh lernen, sich in Erwachsene einzufühlen.
- Sie mussten als Kind die Erwachsenen trösten und für sie sorgen.
- Wenn Sie Erwachsene enttäuschten, machten diese Ihnen ein schlechtes Gewissen, das Sie nur mit Wohlverhalten abbauen konnten.

- Sie wurden von Erwachsenen nicht wie ein Kind, sondern wie ein bereits Erwachsener behandelt.

Wenn der Eigensinn fehlt, haben Menschen früh gelernt, sich einzufühlen

»Nette« Menschen sind mit dem Bewusstsein aufgewachsen, dass ihre Bedürfnisse wenig oder nichts zählen, und haben deshalb gelernt, ihre Gefühle und Wünsche zu unterdrücken. Um keine Probleme zu bekommen, wehren sie alles Eigene ab – und das gelingt bereits Kindern am besten, indem sie sich voll und ganz auf die Anliegen und Nöte anderer konzentrieren. Besonders gefährdet sind dabei jene Kinder, die zu wenig Liebe erfahren haben oder vernachlässigt worden sind. Auch wer sich bereits in sehr jungen Jahren um den Vater oder die Mutter (oder gar beide) kümmern musste, weil diese emotional bedürftig waren, ist prädestiniert dafür, ein netter, hilfsbereiter und selbstloser Erwachsener zu werden.

Bedürftige Eltern nutzen dabei die schon bei sehr kleinen Kindern zu beobachtende Fähigkeit zur Einfühlung und zum Mitgefühl aus. Die Psychologinnen Carolyn Zahn-Waxler und Carol Van Hulle von der *University of Wisconsin* beobachteten die Reaktionen von Zweijährigen, die einen Streit ihrer Eltern miterlebten. Die Kinder wurden sehr aufgeregt und versuchten zu intervenieren und den Streit zu unterbrechen. Die Eltern bemerkten meist nicht, was bei ihren Kindern vor sich ging. Eine Mutter, die nach dem Streit mit ihrem Ehemann weinte, berichtete, dass ihre 21 Monate alte Tochter zu ihr kam, sich auf ihren Schoß setzte und tröstend ihre Hand küsste. »Das hat meine Trauer vertrieben, ich umarmte sie, und sie lächelte und wirkte erleichtert.« Die Kinder dieser Studie wurden als Sechs- und Siebenjährige erneut untersucht. Und auch dann noch war der Rollenwechsel zu sehen. Die Psychologinnen berichten von erstaunlich erwachsenen Äußerungen der Kinder. »Beruhige dich, sei still, es wird alles gut«, sagte eines der Kinder zu seinem Vater, der die Mutter anschrie. Und: »Mama, entschuldige dich doch, wenn Papa sich das wünscht.« Solche Reaktionen, meinen Zahn-Waxler und Van Hulle, »reflektieren ein frühreifes Verhalten, das kontraproduktiv ist«. Die Einfühlung, die eigentlich den Kindern zusteht, müssen sie für die Erwachsenen aufbringen.

Wenn der Eigensinn fehlt, haben Menschen früh gelernt, für andere zu sorgen

Besonders gefährdet, in die Helferrolle zu geraten, sind Kinder depressiver Mütter, wie die beiden Wissenschaftlerinnen Zahn-Waxler und Van Hulle in einer weiteren Studie feststellen konnten. Darin forderten sie depressive und gesunde Mütter von Kindern im Vorschulalter auf, nach der Lektüre eines Zeitungsartikels so zu tun, als würden sie weinen. Die Kinder beobachteten ihre Mütter und reagierten unterschiedlich auf deren Traurigkeit: Mädchen zeigten grundsätzlich mehr Mitgefühl und versuchten häufiger zu trösten als Jungen. Und Kinder von depressiven Müttern waren deutlich zugewandter als Kinder von psychisch gesunden Frauen. »Die Daten zeigen, dass junge Kinder, vor allem Mädchen, übermäßig in den Kummer anderer hineingezogen werden«, schlussfolgern die beiden Forscherinnen.

Wenn der Eigensinn fehlt, haben Menschen früh gelernt, brav zu sein

Überzogenes Einfühlungsvermögen kann zudem durch bestimmte Erziehungsmethoden gefördert werden: Wenn Mütter oder Väter dem Kind die Folgen seiner Handlungen vorwurfsvoll klarmachen, fühlt es sich schuldig und versucht durch Reue und angepasstes Verhalten die Zuwendung der Erwachsenen zurückzugewinnen. Das ist auch dann der Fall, wenn Eltern streng sind und ihre Enttäuschung durch Liebesentzug zeigen: »Das tut mir sehr weh, ich will dich nicht in meiner Nähe haben, wenn du so bist.« Auf diese Weise entstehen tiefe Schuldgefühle beim Kind, die es durch Anpassung und Wohlverhalten bewältigen will. Diese Kinder fühlen sich für alles verantwortlich. Wenn die Mutter weint, bitten sie sie um Entschuldigung und fragen: »Habe ich dich traurig gemacht?«

***Wenn der Eigensinn fehlt,
haben Menschen früh gelernt, Unterstützung zu geben***

Ein weiterer Risikofaktor für ein späteres Nettigkeits- oder Helfersyndrom ist, wenn ältere Kinder von den Eltern als Vertraute behandelt und mit Geheimnissen belastet werden. Mädchen geraten dabei wiederum häufiger als Jungen in diese Rolle der Vertrauten, sie bieten vor allem der Mutter mehr aktive Unterstützung an als Söhne und scheinen insgesamt sensibler auf die Stimmungen der Mutter zu reagieren.

Zusammenfassend kann man feststellen: Wer früh von den Eltern in die Verantwortung gedrängt wurde, wer als Kind glaubte, es hinge von seinem Verhalten ab, ob Mutter und Vater glücklich und zugewandt sind, gerät später als Erwachsener mit hoher Wahrscheinlichkeit in die Nettigkeitsfalle und wagt es nicht, eigensinnig zu denken und zu handeln.

Wenn Sie sich ausgenutzt fühlen, wenn Ihre Nettigkeit zu Ihren Lasten geht, dann hat das also meist eine lange Geschichte. Eine Geschichte, die sich natürlich nicht ändern lässt. Und auch das früh erworbene Verhalten und die damit verbundenen Einstellungen anderen Menschen gegenüber lassen sich nicht von heute auf morgen durch eigensinnigeres Handeln und Denken ersetzen. Doch wenn Sie erkannt haben, dass Ihr Wunsch nett zu sein seine Wurzeln in Ihren frühen Kindheitserfahrungen hat, und dass Sie schon als Kind ausgenutzt und in Rollen gedrängt wurden, die alles andere als kindgemäß waren, dann regt sich in Ihnen hoffentlich ein Widerstand und der Wunsch, endlich aus diesen nicht selbst gewählten Rollen auszusteigen. Mit mehr Eigensinn können Sie sich aus der Nettigkeitsfalle befreien.

DAS PRINZIP EIGENSINN: Nicht mehr everybody's darling sein

Wie sieht die Befreiung aus der Nettigkeitsfalle konkret aus? Was machen Sie als ein eigensinniger Mensch anders im Vergleich zu einem »netten« Menschen? Ganz einfach: Sie stellen Fragen. Aber anders als die nette Person, die Sie bislang sind, stellen Sie keine Fragen, die dazu dienen, das Wünschen, Wollen und Fühlen des anderen zu erkunden, sondern Sie stellen eigensinnige Fragen – Fragen, mit denen Sie sich selbst in den Fokus stellen und nicht die anderen:

Was ist mein Wille?

Als eigensinniger Mensch gehen Sie nicht automatisch und selbstverständlich darauf ein, was ein anderer Mensch will, sondern Sie fragen zuerst sich selbst: »Was will ich? Will ich das, was der andere vorschlägt, wirklich?« Das heißt nicht, dass Sie immer Ihre Bedürfnisse durchsetzen, sondern Sie sorgen vor allem dafür, dass andere von Ihren Bedürfnissen Kenntnis bekommen. Ein banales Beispiel: Die Familie will unbedingt ans Meer fahren, Sie aber möchten endlich mal wieder auf Berge klettern. Wenn Sie im Nettigkeitsmodus sind, wird niemand aus Ihrer Familie von Ihrem Wunsch erfahren, Sie behalten ihn für sich, drücken ihn weg und diskutieren mit den anderen, an welches Meer sie fahren wollen. Im Eigensinn-Modus dagegen äußern Sie Ihre Sehnsucht nach den Bergen und die anderen Familienmitglieder müssen sich damit auseinandersetzen. Wenn Sie am Ende dann doch ans Meer fahren, haben Sie nicht verloren, denn Ihre Lieben wissen nun: Das nächste Mal geht es in die Berge oder es muss ein Kompromiss gefunden werden. Denn niemand wird Ihnen zumuten wollen, immer auf Ihre Bedürfnisse zu verzichten.

Bin ich nicht auch wichtig?

Als netter Mensch halten Sie sich mit Erzählungen über sich selbst, Ihr Befinden, Ihre Sorgen, Ihre beruflichen oder privaten Probleme zurück. Sie wollen andere nicht damit belasten, Sie glauben, dass das, was Sie zu sagen haben, auch gar nicht interessant ist. Deshalb sind Sie ein sehr gefragter Zuhörer: Andere schütten gerne ihr Herz bei Ihnen aus, erzählen freimütig was sie beschäftigt – oftmals werden Sie so intensiv in Anspruch genommen, dass Sie sich wie ein seelischer Müllabladeplatz vorkommen. Doch auch wenn es Ihnen zu viel ist, wehren Sie sich als netter Mensch nicht gegen diese Inanspruchnahme.

Befreien können Sie sich aus der Nettigkeitsfalle nur, wenn Sie sich selbst wichtiger nehmen und anfangen, andere Menschen auch hinter Ihre Kulissen blicken zu lassen. Das bedeutet zum Beispiel, dass Sie auf die Frage »Wie geht es dir?« nicht ausweichend oder mit einem kurzen »Gut« antworten, sondern dem Fragenden mehr von sich erzählen. Wenn es für Sie ungewohnt ist, wählen Sie für den Anfang neutrale Erlebnisse (»Stell dir vor, was mir heute auf der Fahrt hierher passiert ist.«) und werden Sie dann nach und nach mutiger (»Ich muss dir erzählen, was ich heute Nacht geträumt habe.«) bis hin zu Wünschen an den anderen, die Sie ihm bislang wahrscheinlich nicht zumuten wollten (»Kann ich mal in Ruhe mit dir reden? Ich habe da ein Problem, bei dem ich nicht weiterkomme.«). Wenn das für Sie banal klingt, besitzen Sie wahrscheinlich ausreichend Eigensinn; als zu nette Person aber werden Sie sich wiedererkennen.

Muss ich wirklich Rücksicht nehmen?

Als netter Mensch sind Sie nicht nur ein guter Zuhörer und gefragter Ratgeber, Sie sind auch rücksichtsvoll. Sie belästigen den Arzt nicht mit zu großer Neugierde und stellen seine Diagnosen oder Verordnungen nicht in Frage. Sie wehren sich auch nicht gegen inadäquates Verhalten von Freunden, dem Partner oder auch von fremden Menschen, wie beispielsweise unhöflichen Verkäuferinnen oder Taxifahrern. Sie wollen keinen Ärger machen, Sie wollen nicht unangenehm auffallen.

Ganz anders aber verhalten Sie sich als eigensinniger Mensch. Sie nehmen keine falsche Rücksicht. Wenn sich jemand Ihnen gegenüber unangemessen verhält, stehen Sie ganz klar auf der eigenen Seite und zeigen, dass Sie das Verhalten des anderen nicht tolerieren. Sätze wie diese werden Sie als netter Mensch wahrscheinlich nicht über die Lippen bringen, als ein eigensinniger aber schon: »Bitte reden Sie nicht in diesem Ton mit mir.«, »Ich erwarte, dass Sie mich angemessen informieren.«, »Bitte respektieren Sie meinen Wunsch.« Wenn Sie eigensinnig sind, schweigen Sie nicht, nur um andere nicht zu verärgern. Sie teilen anderen mit, wo Sie stehen und was Sie denken. Denn als eigensinnige Person wissen Sie: Es ist viel wichtiger, wahrhaftig zu sein und zu den eigenen Überzeugungen zu stehen, als aus falscher Rücksichtnahme zu schweigen.

Denken Sie daran: Nettigkeit ist keine Garantie dafür, dass sich andere ebenfalls nett, fair und respektvoll verhalten. Im Gegenteil: Wer zu nett ist, lädt seine Mitmenschen geradezu dazu ein, die Grenzen zu übertreten. Eigensinnige dagegen haben gelernt, dass sie nur dann respektiert werden, wenn sie zuallererst sich selbst – ihre Wünsche, ihre Bedürfnisse, ihre Wahrnehmung – respektieren.

Muss ich die an mich gerichteten Erwartungen erfüllen?

»Mein Mann erwartet das von mir.«, »Ich kann doch die Erwartung meiner alten Eltern nicht enttäuschen.«, »Die Kinder freuen sich doch so auf den Ausflug, da kann ich doch jetzt nicht nein sagen.« Wenn Sie dazu neigen, die Erwartungen anderer seismographisch wahrzunehmen, und zudem das Gefühl haben, Sie dürften diese Erwartungen auf keinen Fall enttäuschen, sitzen Sie mitten drin in der Nettigkeitsfalle. Die Erwartungen der anderen sind ein enges Korsett, das keinen Spielraum für Eigensinn lässt, wenn man ihnen erste Priorität einräumt. Als eigensinniger Mensch aber werden Sie sich den Satz des Managementberaters Reinhard K. Sprenger zur Leitschnur Ihres Handelns machen: »Die Erwartungen der anderen, sind die Erwartungen anderer.« Das heißt, andere Menschen dürfen Erwartungen haben, vielleicht können und wollen Sie diese auch wirklich erfüllen (in manchen Fällen ist es möglicherweise auch klug, ihnen zu entsprechen). Schwierig wird es, wenn Sie glauben, Sie müssten es den anderen auf jeden Fall recht machen. Dann werden die fremden Erwartungen zu Aufforderungen, denen Sie sich nicht entziehen können. Die Folge: Sie räumen anderen Macht über sich selbst ein und verzichten darauf, über das, was geschieht oder nicht geschieht, selbst zu bestimmen.

Muss ich mich anderen erklären?

Wenn Sie ein netter Mensch sind, glauben Sie, dass andere immer und grundsätzlich ein Recht darauf haben, zu erfahren, warum Sie dieses tun oder jenes lassen. Vor allem, wenn Sie mal etwas anderes wollen als einer Ihrer Mitmenschen, neigen Sie dazu, ganze Romane zu erzählen. »Ich muss leider die Verabredung absagen, weil die Schwägerin meines Mannes wegen der Erkrankung ihrer Tante nach X reisen muss und deshalb bei uns Station macht.« Wenn Sie als netter Mensch einfach mal zu irgendetwas keine Lust haben, reicht das in Ihren Augen auf keinen Fall aus. Sie brauchen einen triftigen Grund, nur dann geben Sie sich selbst die Erlaubnis, dem Wunsch oder der Erwartung eines anderen nicht zu entsprechen. Doch häufig sind Rechtfertigungen überflüssig und unnötig. »Was ist schon dabei, wenn andere unser Verhalten nicht verstehen?«, fragt Erich Fromm. »Ihre Forderung, wir dürften nur das tun, was sie verstehen, ist ein Versuch, uns zu beherrschen (...) Solange unsere Handlungen sie nicht verletzen (...) schulden wir niemanden eine Erklärung oder eine Rechtfertigung.« Ein freier Mensch, so Fromm, muss sich nur sich selbst gegenüber, seiner Vernunft und seinem Gewissen, rechtfertigen, »und vielleicht noch einigen wenigen, die einen berechtigten Anspruch auf Erklärung haben«.

EIGENSINNIG WERDEN

Wenn Sie sich ausgenutzt fühlen und ein zu netter Mensch sind, dann befreien diese eigensinnigen Gedanken Sie aus der Nettigkeitsfalle:

- Das will ich nicht!
- Ich bin auch wichtig und interessant!
- Ich muss nicht immer Rücksicht nehmen!
- Ich muss deine Erwartungen nicht erfüllen!
- Ich muss mich nicht rechtfertigen!

»Ich werde nicht schnell laut«, sagt die 22-jährige Medizinstudentin Fagr Eladly von sich selbst. Doch am 3. Juni 2015 wurde sie laut, sehr laut. Auf einer Pressekonferenz im Bundeskanzleramt beschimpfte sie im Beisein von Kanzlerin Angela Merkel deren Staatsgast, Ägyptens Präsidenten Abdel Fattah al-Sisi als »Mörder«. Sie schrie so laut, dass sie am nächsten Tag noch heiser war. In den Tagen darauf stürzten sich die Medien auf sie – auch der Talkmaster Günther Jauch lud sie in seine Sendung ein und gab ihr Gelegenheit, ihre Motive zu erläutern.

Weil sie es als ihre Pflicht ansah, sich bei dieser Pressekonferenz für »Menschenrechte, Rechtsstaatlichkeit und Gerechtigkeit« einzusetzen, »musste ich laut werden«, sagt sie vor Millionen.

»War das nun unverschämt oder mutig?«, fragte Jauch einen anderen Talkgast, den Journalisten Gabor Steingart. Dieser meinte gewunden »sowohl als auch«, worauf Fagr Eladly einwarf: »Unverschämt war nicht ich, unverschämt war es, al-Sisi einzuladen.«

»Ich kann mich nicht durchsetzen«

Unser Alltag ist gespickt mit kleinen oder größeren Ärgernissen, Zumutungen und Respektlosigkeiten: ein unfreundlicher Verkäufer, der wenig Lust verspürt, uns zu bedienen; ein Kollege, der unsere Idee als die seine verkauft; der Nachbar, der bis in den frühen Morgen hinein lautstark eine Party feiert; der Vermieter, der eine kostspielige Reparatur nicht übernehmen will; die Schwiegermutter, die sich in die Erziehung unserer Kinder einmischt. Situationen wie diese verlangen, dass wir eine Haltung dazu einnehmen. Wir müssen uns entscheiden: Wehren wir uns gegen die Zumutung oder geben wir nach?

Wie steht es mit Ihnen? Wie reagieren Sie in Situationen, in denen Sie etwas Bestimmtes durchsetzen wollen und Ihre Hartnäckigkeit gefragt ist? Stehen Sie zu Ihren Wünschen oder geben Sie klein bei – um des lieben Friedens willen oder weil die Sache es Ihnen nicht wert ist? Mangelt es Ihnen an Eigensinn, dann werden Sie Ihre Rechte wahrscheinlich nicht selbstbewusst wahren und darauf verzichten, Ihre Meinung kundzutun. Es fehlt Ihnen dann das Vertrauen, nein sagen zu dürfen, zu widersprechen, eigene Präferenzen zu haben. Und Sie glauben nicht daran, ja, sie rechnen gar nicht damit, dass andere ihre Bedürfnisse und Wünsche respektieren könnten. Wahrscheinlich haben Sie auch Angst vor den möglichen Konsequenzen. Ihr Wunsch nach Zugehörigkeit und Akzeptanz ist so stark, dass Sie alles unternehmen, um andere nicht zu verärgern oder zu enttäuschen. Sie haben Angst, Sie könnten zu dominant, zu »mächtig« wirken und damit Missfallen erregen. Weil Sie fürchten, zu viel »Eigenmächtigkeit« könnte Ihnen schaden, geben Sie nach. Aus welchen Gründen auch immer Sie auf die Durchsetzung Ihrer Rechte verzichten und einem Konflikt ausweichen – Sie ignorieren Ihren Willen. Und das fügt Ihrem Selbstwertgefühl gehörige Kratzer zu. Wenn Sie Dinge tun, die Sie nicht tun wollen, wenn Sie schweigen, wo Sie protestieren sollten, wenn Sie Ihre Interessen nicht verteidigen, dann hat das schwerwiegende Konsequenzen. Auf Dauer ist der Verzicht auf Selbstbehauptung nicht nur frustrierend und ärgerlich, Sie verlieren auch Ihr Selbstvertrauen. Das Nachgeben wird zur Gewohnheit.

Erstaunlicherweise ist mangelnde Durchsetzungsfähigkeit ein weit verbreitetes Phänomen. Der amerikanische Sozialpsychologe Thomas Moriarty stellte in verschiedenen Experimenten fest, dass sich viele Menschen selbst in ganz banalen Alltagssituationen unglaublich viel gefallen lassen. Er testete in unterschiedlichen Situationen, wie viele Unverschämtheiten oder Zumutungen Menschen hinnahmen, ohne sich zu wehren oder auch nur zu murren: In einem Kino platzierte der Forscher zwei seiner Mitarbeiter hinter einzeln sitzenden Personen und ließ sie während der Filmvorführung laut miteinander reden. In den allerwenigsten Fällen wandte sich ein Zuschauer um und bat um Ruhe. In einem anderen seiner Experimente passte ein Mitarbeiter vor Telefonzellen die Heraustretenden ab, um sie dann anzusprechen: »Ich habe eben in dieser Zelle telefoniert und einen Ring liegenlassen, haben Sie ihn eingesteckt?« Alle Versuchspersonen verneinten wahrheitsgemäß, aber der Frager insistierte: »Manchmal steckt man solche Sachen ein, ohne es zu bemerken. Könnten Sie mir zeigen, was Sie in Ihren Taschen haben?« Nur ein einziger der Angesprochenen (die meisten waren Berufspendler und Geschäftsleute) schob den frechen Frager zur Seite und antwortete erst gar nicht. Drei weitere weigerten sich, den Inhalt ihrer Taschen zu zeigen, rechtfertigten sich aber wortreich. Die meisten jedoch waren bereit, den Inhalt ihrer Taschen vorzuzeigen.

Andere Studien belegen, dass viele Menschen nicht den Mut oder die Energie aufbringen, sich angesichts ungerechter oder unfairer Praktiken zu beschweren. Amerikanische Untersuchungen zeigen, dass fast 95 Prozent der unzufriedenen Kunden sich nicht gegen fehlerhafte Lieferungen, defekte Geräte, schlechte Bedienung oder Beratung wehren. Als Konsumenten sind viele Menschen wenig selbstbewusst, sie verschenken buchstäblich jeden Tag Millionensummen, weil sie sich ziemlich viel gefallen lassen.

Möglicherweise verzichten so viele auf ihre Rechte, weil sie nicht zickig sein und nicht unangenehm auffallen wollen. Ganz sicher spielt eine Rolle, dass viele glauben, allein schon die Artikulation ihres eigenen Willens könne als aggressiv wahrgenommen werden – und Aggression löst schnell unangenehme Gegenaggression aus. Dann lieber still sein und den Mund halten.

Wenn auch Sie bislang zu den Menschen gehörten, für die der Eigensinn ein schlechtes Image hat, dann haben Sie sicher ein Problem mit dem Wort »Nein«. Sie sind schnell bereit, die eigenen Bedürfnisse denen anderer unterzuordnen. Oft viel zu schnell kommt Ihnen ein »Ja« über die Lippen, wo Sie doch eigentlich »Nein« meinen. Als Jasager nehmen Sie andere wichtiger als sich selbst. Mit einem Nein die Macht zu ergreifen, widerstrebt Ihnen, bereitet Ihnen vielleicht sogar Angst. Eine Ablehnung, so fürchten Sie, könnte den anderen verärgern, verletzen, ihn letztlich sogar dazu bringen, sich abzuwenden. Weil Sie das nicht riskieren wollen, vermeiden Sie ein klares »Ich will nicht!«. Statt Ihre eigenen Interessen zu wahren, beruhigen Sie sich selbst, indem Sie sich weismachen, dass die Sache, um die es geht, Ihnen nicht wirklich wichtig ist. Warum fällt Ihnen das Nein so schwer?

Das Bedürfnis nach Bindung und Zugehörigkeit ist für

jeden Menschen zentral. Wir sind soziale Wesen und darauf angewiesen, uns mit anderen Menschen sicher und geborgen zu fühlen. Deshalb vermeiden wir in der Regel alles, was diesem Bedürfnis zuwiderläuft. In Konflikten, bei Auseinandersetzungen gewinnt letztes Endes dieses Bedürfnis nach Zugehörigkeit immer wieder die Oberhand: Irgendwann reichen wir dem anderen die Hand, irgendwann gehen wir wieder auf ihn zu und versöhnen uns. Soziale Bindungen sind uns in der Regel wichtiger als die unbedingte Durchsetzung der eigenen Interessen. Das ist gut so – und erleichtert nicht nur das Miteinander, sondern gibt uns auch den nötigen Seelenfrieden, der uns erst handlungsfähig macht.

Aber wie bei so vielem gilt auch hier: Wenn das Bedürfnis nach Zugehörigkeit zu ausgeprägt ist und das normale Maß überschreitet, wird es zu einem Hemmschuh und einem Angstfaktor. Das Nachgeben wird dann zu einem grundlegenden Verhaltensmerkmal, der eigene Wille wird vollständig dem Wunsch nach Sicherheit und Zugehörigkeit untergeordnet. Die Konsequenz: Man sagt lieber ja und schluckt das Nein hinunter.

DAS PRINZIP EIGENSINN:
Nein heißt das Zauberwort

Wenn Sie ein Problem mit dem Nein haben, mussten Sie wahrscheinlich schon sehr früh die Erfahrung machen, dass ein Nein Ihnen Schwierigkeiten einbringt und nicht erwünscht ist. Höchstwahrscheinlich bekamen Sie in Ihrer Kindheit und Jugend Sätze zu hören wie »Mach, was ich dir sage.«, »Widersprich deinem Vater nicht.«, »Ich weiß besser, was gut für dich ist.« Ob das tatsächlich so ausgesprochen wurde oder ob Ihre Eltern Ihnen durch ihr Verhalten klarmachten, dass sie sich ein braves Kind wünschen, das sich dem Willen der Erwachsenen unterwirft und nicht rebelliert – das Resultat ist dasselbe: Sie lernen, dass das eigene Nein nicht erwünscht ist und passten sich an.

Aber das Nicht-nein-sagen-Können hat einen hohen Preis: latente Unzufriedenheit, unterdrückten Zorn, Erschöpfung. Die Zeitkrankheit Burn-out resultiert zu einem großen Teil aus der Unfähigkeit, Grenzen zu ziehen. Deshalb müssen Sie das Nein wiederentdecken – zu Ihrem Schutz und weil es Ihr gutes Recht ist. Auch wenn Sie als Kind das Neinsagen – und damit den Eigensinn – nicht lernen durften, können Sie dies nachholen. Sie können lernen, Ihrem eigenen Willen den Stellenwert einzuräumen, der ihm zusteht. Wie? Indem Sie es sich erlauben, Macht über andere auszuüben.

Vermutlich reicht schon das Wort »Macht« aus, um in Ihnen eine Abwehr zu wecken? Macht ist nichts, das Sie mit sich in Verbindung bringen wollen? Aber wenn Sie eigensinniger werden wollen, müssen Sie auch bereit sein, mächtig zu sein. Denn als eigensinniger Mensch zeigen Sie mit einem Nein anderen Menschen Grenzen auf, mit einem Nein entscheiden Sie, was geschieht oder nicht geschieht. Ihr Nein bremst den anderen aus, zwingt ihn dazu, seine Forderungen zu überdenken oder ad acta zu legen. Wenn Sie Ihren Willen klar und deutlich zum Ausdruck bringen »Nein, ich will diesen Film nicht sehen.«, »Nein, ich will jetzt keinen Sex.«, »Nein, ich möchte nicht am Wochenende mit dir in die Berge fahren.«, stoppen Sie den anderen in seinem Wollen. Als Neinsager bestimmen Sie, wo es langgeht. Sie nehmen sich und Ihre Bedürfnisse wichtig.

Ein Nein ist immer ein Moment der klaren Entscheidung. Es macht deutlich, wo die eigenen Grenzen verlaufen. »Ich unterschreibe nicht«, bedeutet, dass Sie mit etwas nicht einverstanden sind. »Ich stehe nicht zur Verfügung«, macht klar, dass Sie eigene Ziele und Projekte verfolgen. Kurz: Ein Nein ist ein Ausdruck Ihres eigenen Selbst. Es zeigt, dass Sie – auch wenn Sie die Beziehungen zu anderen wollen, brauchen und schätzen – es nicht erlauben, dass diese Ihnen ihren Willen aufdrängen. Wenn Sie nein sagen, dann heißt das: »Das bin ich, und das ist das, was ich wertschätze, was ich will oder nicht will.«

Vor allem in folgenden Situationen ist ein eigensinniges Nein unverzichtbar:

Sie brauchen das Nein, wenn es um Ihre Prinzipien und Werte geht

Eine verheiratete Freundin hat eine Affäre. Der Freundschaft zuliebe halten Sie den Mund und erzählen dem Ehemann nichts, obwohl Sie auch mit ihm befreundet sind. Doch als die Freundin Sie bittet, ihr ein Alibi zu verschaffen und den Ehemann anzulügen, sagen Sie nein. Diese Lüge wäre nicht mit Ihrem Wertesystem vereinbar.

Sie brauchen das Nein, um nicht ausgenutzt zu werden

Es ist manchmal schon erstaunlich, was andere Leute von einem wollen – man käme selbst nie auf die Idee, um so etwas zu bitten. Zum wiederholten Male will der Freund sich Ihr neues Auto leihen; die Nachbarin möchte ihre Kinder bei Ihnen parken, um ungestört shoppen zu können; der Kollege fragt Sie immer wieder, ob Sie seine Nachtschicht übernehmen können ... Ein Nein ist in solchen und ähnlichen Fällen der einzige Schutz vor übergriffigen Wünschen. Und es ist gleichzeitig auch ein Schutz vor sich selbst. Denn nicht selten geraten wenig eigensinnige Menschen in solchen Situationen in Schwierigkeiten. Fällt ihnen auf die Schnelle kein guter Grund ein, warum sie die Bitte nicht erfüllen können, geben sie meist nach. Doch ein klares Nein braucht keine Rechtfertigung. Es reicht vollkommen zu sagen: »Nein, ich möchte nicht.«

Sie brauchen das Nein, um nicht von eigenen Zielen abgelenkt zu werden

Eigentlich wollten Sie am Wochenende endlich mal das Buch lesen, auf das Sie sich schon so lange freuen. Doch die Freundesclique hat einen Ausflug geplant. Da können Sie sich nicht entziehen. Eigentlich wollten Sie an diesem Arbeitstag ein Projekt zu Ende bringen. Doch der Kollege, der mit seinem nicht weiterkommt, braucht Ihre Hilfe. Eigentlich wollten Sie Ihre Mutter nicht anrufen, weil Sie die Zeit für sich benötigen. Aber wenn sie jetzt schon am Apparat ist … Diese Beispiele verdeutlichen: Ohne ein klares Nein zur rechten Zeit bringen uns die Anliegen anderer vom eigenen Weg ab.

Sie brauchen das Nein, um sich vor Verletzung zu schützen

Als Großmutter schenken Sie Ihrer Enkelin gerne Süßigkeiten. Ihre Tochter sieht das nicht gerne. Eines Tages, als sie sich mal wieder über die mitgebrachte Schokolade ärgert, schnauzt sie Sie an: »Das Kind soll wohl so dick werden wie du?!« Wenn Sie als derart Angegriffene daraufhin nicht ganz eigensinnig eine deutliche Grenze setzen können – »So sprichst du nicht mit mir!« – sind Sie dem Angriff schutzlos ausgesetzt.

Einübung in Unnachgiebigkeit

Mahatma Gandhi meinte einmal, ein Nein aus tiefstem Herzen ist besser und größer als ein Ja, mit dem man gefallen oder – noch schlimmer – Ärger vermeiden will. Wenn Sie bislang sorgsam darauf geachtet haben, nur keinen Ärger zu machen, nur nicht durch zu viel Eigensinn unangenehm aufzufallen, dann wird es Ihnen zunächst schwerfallen, Grenzen zu setzen. Möglicherweise haben Sie auch falsche Vorstellungen von einem Nein. Es muss nicht verletzend, hart oder egoistisch sein, es gibt nette Verpackungen dafür, die es Ihnen als Anfänger in Sachen Eigensinn erleichtern können, Ihren eigenen Wünschen und Bedürfnissen den Stellenwert einzuräumen, der Ihnen zusteht:

1. Ersetzen Sie Ihr automatisches »Ja« zunächst durch »Ich werde darüber nachdenken.«. Dieser Satz gibt Ihnen Kontrolle über die Situation, Sie gewinnen dadurch Zeit und können in Ruhe prüfen, ob Sie dem Ansinnen des anderen entsprechen wollen oder nicht. Wenn Sie dann entscheiden, nein zu sagen, können Sie es vor sich selbst gut begründen, schließlich basiert es auf gründlichem Nachdenken. Sie kommen dann nicht in die Gefahr, klein beizugeben, wenn der andere hartnäckig insistiert.
2. Wenn Sie mit Wünschen und Forderungen konfrontiert sind, die Ihnen nicht gefallen und die ein ungutes Gefühl in Ihnen auslösen, können Sie das Nein umschreiben. Zum Beispiel: »Ich fühle mich nicht wohl damit.«, »Ich möchte lieber nicht.«, »Lassen Sie uns darin übereinstimmen, dass wir nicht übereinstimmen.«. Oder: »Das ist ein guter Plan, aber ich fürchte, ich bin nicht in der Lage ...«. In Geschichte und Literatur gibt es eine Reihe von Beispielen für das umschriebene Nein: »Ich kann nicht anders«, soll Luther gesagt haben, als er auf dem Reichstag zu Worms seine Schriften widerrufen sollte. Und Herman Melville lässt Bartleby, den Schreiber, in der gleichnamigen Novelle mit den berühmten Worten »Ich möchte lieber nicht!« Widerstand leisten gegen alle Aufträge seines Dienstherrn.
3. Wenn Sie Angst vor dem Nein haben, weil Sie fürchten, die Beziehung zum jeweils anderen zu gefährden, können Sie sich getrost von der Vorstellung lösen, nur zwei Möglichkeiten zu haben: Ihren Willen durchzusetzen oder

die Beziehung zu wählen. Es gibt noch den dritten Weg: die Oreo-Keks-Strategie, die nach diesen verführerischen schwarzen Keksen mit der weißen Füllung benannt ist. Diese Strategie ist eine gute Methode, um das Neinsagen einzuüben: Sie sagen zunächst etwas Positives, füllen dazwischen ein freundliches Nein und enden wieder mit etwas Positivem. Ihr Nein wird zu einer positiven Aussage, indem Sie ja-nein-ja sagen. Wie sieht die Oreo-Keks-Strategie konkret aus?
Ein Beispiel: Eine junge Frau wird aufgefordert, ein Amt im Verein zu übernehmen. Sie fühlt sich geschmeichelt, weiß aber nicht, wie sie diese Aufgabe mit der Betreuung ihrer zwei kleinen Kinder vereinbaren soll. Sie schreibt dem jetzigen Vereinsvorsitzenden deshalb einen Brief, in dem sie ein positives Nein formuliert. Zunächst drückt sie ihre Freude über das entgegengebrachte Vertrauen aus (das ist der Ja-Anteil ihrer Antwort) und teilt dann mit, dass sie aus familiären Gründen nicht in der Lage ist, diese interessante Aufgabe anzunehmen (»Nein«). Dann folgt ein Brückenschlag, indem sie in Aussicht stellt, in etwa zwei Jahren, wenn die Kinder größer sind, für die angebotene Aufgabe zur Verfügung zu stehen, falls dann noch Interesse an ihrer Person bestünde (»Ja«).

4. Bleiben Sie standfest. Wenn Menschen in Ihrem Umfeld sich mit einem Nein nicht abfinden wollen, wenn sie immer und immer wieder mit dem gleichen Anliegen kommen, ist es wichtig, dass Sie bei der einmal gemachten Aussage bleiben und diese so oft wie nötig wiederholen. Zum fordernden Chef: »Wie ich Ihnen schon beim letzten Mal sagte, kann ich beim besten Willen keine zusätzliche Arbeit annehmen.« Zum kritischen Partner: »Liebes, du weißt, dass wir in dieser Frage nicht übereinstimmen. Wir brauchen darüber nicht länger zu diskutie-

ren.« Wie eine kaputte Schallplatte bleiben Sie bei Ihrer einmal gemachten Aussage »hängen«.

5. Verbergen Sie Ihre Gefühle. Ein Nein verpackt man am besten in Gelassenheit. Das ist nicht immer einfach, denn möglicherweise geht es in Ihnen sehr stürmisch zu. Aber äußere Gelassenheit hilft, den inneren Tumult zu beherrschen. Zudem macht es das Nein für die anderen nicht so hart. Das Nein braucht nicht noch die Unterstützung durch einen ärgerlichen Tonfall.
6. Durchsetzungsvermögen drückt sich auch in der Sprache aus: Eine leise Stimme oder Formulierungen wie »Ich meine ja nur ...« oder »Vielleicht könnten Sie mal ...« signalisieren Ambivalenz und die Bereitschaft zum Rückzug. Deshalb: Wenn Sie von der Berechtigung Ihres Neins überzeugt sind, sollten Sie sich eindeutig ausdrücken und nicht um den heißen Brei herumreden. Vor allem sollten Sie darauf achten, dass Sie Ihr Nein nicht abschwächen oder gar entwerten, etwa mit vagen oder versöhnlichen Floskeln wie zum Beispiel: »Aber wenn Sie wollen, kann ich gerne noch mal darüber nachdenken.« Oder: »Ich möchte Ihnen keinen Stein in den Weg legen, vielleicht findet sich ja noch eine andere Lösung.« Was Sie vorher klar und eigensinnig vorgetragen haben, fällt dann in sich zusammen und der Gesprächspartner glaubt, Sie hätten plötzlich Angst vor der eigenen Courage bekommen. Was er dann natürlich sofort für seine eigenen Zwecke ausnutzt.

Wenn Sie auf diese Weise unnachgiebiger und eigensinniger werden, dann machen Sie sich anfänglich wahrscheinlich noch Sorgen darüber, was andere wohl von Ihnen denken mögen. Natürlich kann es sein, dass Ihr wachsender Eigensinn zunächst irritierend für Ihr Umfeld ist. Aber Sie sollten es nicht als Ihre Aufgabe betrachten, Ihr Nein so zu formulieren, dass andere sich nicht aufregen müssen. Wie jemand darauf reagiert, wenn Sie ihm widersprechen oder anderer Meinung ist, können Sie nicht beeinflussen. Aber wenn Sie im besten Sinne des Wortes eigensinnig sind, dann wird es Ihnen gelingen, »Unangenehmes zu sagen, ohne unangenehm zu sein«, wie es der Verhandlungsexperte William Ury ausdrückt. Und Sie werden zunehmend die Erfahrung machen: Nein sagen ist gar nicht so schwer!

EIGENSINNIG WERDEN

Wollen wir mit unseren Ansichten, Wünschen und Bedürfnissen wahrgenommen werden, brauchen wir das Nein. Nein sagen zu können, das ist der wichtigste Schritt auf dem Weg zu einem eigensinnigeren Leben. Wer eigensinnig ist, weiß:

- Ich habe das Recht, nein zu sagen.
- Das Nein schützt mich vor Überlastung und Übergriffen.
- Ich brauche für ein Nein keine Begründung. Ich muss mich nicht dafür entschuldigen.
- Ich kann damit leben, dass andere nicht glücklich sind über mein Nein.

»Sie kam so munter und frei daher, als wollte sie jeden Zweifel an ihrer Existenzberechtigung von vornherein ausschalten, und diese etwas kühne Anmaßung wirkte nicht einmal herausfordernd, weil man bei ihrem Anblick spürte, dass sie eigentlich recht hatte.«

Thomas Hardy

»Ich werde nicht gesehen«

Wir alle brauchen die Aufmerksamkeit und das Interesse anderer. Doch Aufmerksamkeit ist ein knappes Gut geworden, von dem sich jene am meisten erkämpfen, die sich »gut verkaufen« können. Denn der »Markt« ist voll. An allen Ecken und Enden wird um unsere Aufmerksamkeit gebuhlt. »Wo wir gehen und stehen, stoßen wir auf Dinge, deren einziger Sinn und Zweck es ist, uns am Ärmel zu zupfen und zu sagen: Schau her! Man kann der Belästigung nicht mehr entrinnen, wo immer ein paar Menschen zusammenkommen, geht das Gerangel um die Aufmerksamkeit schon los«, beschreibt der Wirtschaftswissenschaftler und Philosoph Georg Franck die Situation. In der Vielfalt der Angebote, Verlockungen und Verheißungen geht jedes Produkt unter, dem es nicht gelingt, das Interesse auf sich zu ziehen.

Das gilt auch für das »Produkt«, das jeder anzubieten hat: sich selbst. Ob es uns bewusst ist oder nicht, ob es uns gefällt oder abstößt – wir sind jeden Tag aufs Neue gezwungen, Werbung in eigener Sache zu machen. Wir müssen dafür sorgen, dass unser Körper Gesundheit und Fitness ausstrahlt, wir müssen ihm das richtige Outfit verpassen, müssen dynamisch, sympathisch und gut drauf sein. Kurz: Wir müssen uns möglichst gut verkaufen. Vernachlässigen wir die PR-Arbeit in eigener Sache, finden wir uns schnell an den Rand gedrängt. Wer hofft, allein durch Leistung, Qualität, Seriosität, Verlässlichkeit, Integrität auf sich aufmerksam machen zu können, ist ein naiver Optimist. Untersuchungen zeigen, dass Aufstiegschancen vor allem von drei Faktoren abhängen: zu zehn Prozent von der Leistung, zu 30 Prozent vom

Image und dem persönlichen Stil und zu 60 Prozent vom Gesehenwerden und Auffallen.

Gesehen werden ist nicht nur im Arbeitsleben von großer Bedeutung. Wann immer wir heute mit anderen in Kontakt treten, gilt: Wir sind, was wir scheinen. Je besser uns die Selbstdarstellung gelingt, desto schneller und nachhaltiger beeindrucken wir unser Gegenüber. Hinzu kommt: Für den ersten Eindruck gibt es kaum eine zweite Chance. Psychologen haben festgestellt, dass wir in den ersten Sekunden einer Begegnung eine Unmenge Informationen über unser Gegenüber aufnehmen. Und diese Informationen beeinflussen langfristig unsere Handlungen und unsere Einstellung diesem Menschen gegenüber. Im Strom der vielen Begegnungen, die uns der Zwang zur Mobilität und Flexibilität beschert, kommt daher schnell zu kurz, wer keinen bleibenden Eindruck hinterlässt. Vor allem zurückhaltende Menschen werden auf der Bühne des Alltags schnell zu Komparsen. Wer um seiner selbst oder seines Könnens wegen geachtet und wahrgenommen werden will, wer über »Angeber« die Nase rümpft und sich lieber auf die Zunge beißt, als sich selbst zu loben, gerät schnell ins Hintertreffen. Das müssen vor allem Frauen häufig erleben.

Die Bescheidenheit der Frauen

Trommeln in eigener Sache fällt dem weiblichen Geschlecht besonders schwer. Viele Frauen, so stellte die Autorin Harriet Rubin schon im Jahr 1997 in ihrem Buch *Machiavelli für Frauen* fest, leiden an der »Magersucht der Macht«, man könnte auch sagen, sie leiden an der »Magersucht des Eigensinns«. Die meisten Frauen würden keine Siege anstreben, meinte Rubin damals, denn sie wollten nicht schuld daran sein, dass ein anderer wegen ihnen verliert. Sie scheuten kontroverse

Auseinandersetzungen, brächten sich selbst und ihre Fähigkeiten zu wenig ins Spiel.

Die Bereitschaft, die eigenen Stärken und Fähigkeiten nicht allzu deutlich zu zeigen, war sicher in früheren Frauengenerationen ausgeprägter als dies gegenwärtig der Fall ist. Doch auch heute noch schrecken Frauen vor der Macht zurück. Das haben die Autorinnen Katty Kay und Claire Shipman in ihrem Buch *The Confidence Code* anhand eindrucksvoller Fallbeispiele und zahlreicher Forschungsergebnisse belegt. Ihr Fazit: Frauen fehlt es an Selbstvertrauen, sie stellen ihr Licht nach wie vor unter den Scheffel, sie verdienen in höheren Positionen immer noch deutlich weniger als Männer, fordern seltener als diese eine Gehaltserhöhung und haben oftmals das Gefühl, sie würden den Erfolg, den sie haben, gar nicht verdienen. Selbst sehr erfolgreiche Frauen sind davor nicht gefeit, wie das Beispiel der Facebook-Geschäftsführerin Sheryl Sandberg zeigt. Sie gab in einem Interview zu: »Es gibt immer noch Tage, da wache ich auf und fühle mich wie eine Betrügerin, ganz verunsichert, ob ich da wo ich bin wirklich sein sollte.«

Bereits Ende der 1970er Jahre sprach die US-Psychologin Pauline Clance mit Blick auf bescheidene Frauen vom »Hochstaplerinnen-Syndrom«. Sie beschrieb damit das Phänomen, dass gut ausgebildete, kompetente Frauen an ihren Fähigkeiten zweifeln und ihre Erfolge für unverdient halten und dem Zufall, dem Glück oder der »Blindheit« anderer zuschreiben, die nicht erkennen, wie unfähig sie eigentlich sind. Auch heute noch scheint dieses Hochstaplerinnen-Syndrom unter Frauen weit verbreitet zu sein. Viele beschleicht in manchen Momenten immer noch das Gefühl, dass sie ihren Erfolg nicht verdienen. Die Psychologieprofessorin Astrid Schütz von der Universität Bamberg hat in ihren Studien festgestellt, dass das weibliche Geschlecht nach wie vor mehr seine Schwächen im Blick hat: »Frauen prüfen häufig, wo sie sich verbessern müssen. Männer fragen typischerweise: Was kann ich alles? Wo war ich erfolgreich? Worin bin ich gut?« Auch die Sozialpsychologin Andrea Abele-Brehm, Professorin an der Universität Erlangen-Nürnberg, beobachtet beim weiblichen Geschlecht eine Art Angst vor dem eigenen Erfolg. Ihre Erklärung: »Frauen wollen nicht als unweiblich wahrgenommen werden, sie wollen respektiert und wenn möglich auch gemocht werden. Und weil ihnen das Gemochtwerden oft wichtiger ist als das Respektiertwerden, verstecken sie ihre Stärken und verzichten auf Eigensinn und Durchsetzungskraft.«

Das kann sie unter Umständen ihre Karriere kosten, wie die Psychologieprofessorin Monika Sieverding von der Universität Heidelberg in einer Studie aufdeckte. In einer simulierten Bewertungssituation mussten Männer und Frauen unter anderem ein standardisiertes Bewerbungsgespräch führen. Sieverding interessierte sich vor allem für die Frage, wie lange Männer das Wort ergreifen und wie viel Zeit sie sich für die Fragen nehmen. Eine Videoaufzeichnung offenbarte: Frauen gönnten sich zwei Minuten und fünfzig Sekunden, um sich selbst darzustellen, Männer redeten im Durchschnitt eine Minute länger. Eine Erfahrung, die wohl jede Frau aus ihrem beruflichen Umfeld kennt. Ob bei Meetings, Konferenzen oder ganz einfach nur am Mittagstisch in der Kantine: Männer vertreten ihren Standpunkt und wiederholen diesen immer und immer wieder. Sie hören sich gerne reden und finden nichts dabei, wenn sie sich wiederholen. Frauen dagegen finden es oft »blöde«, wenn sie, wie es Männer tun, sich ständig zu Wort melden sollen. Sie finden, es genügt, wenn sie einmal sagen, was sie denken. Und sich selbst in den Vordergrund spielen, wollen sie schon gar nicht. Trommeln in eigener Sache ist ihnen unsympathisch.

Woher kommt diese falsche Bescheidenheit? Was ist die Ursache für die »vornehme Zurückhaltung« der Frauen? Psychologen verweisen in diesem Zusammenhang meist auf das mangelnde Selbstvertrauen des weiblichen Geschlechts: Eine Frau kann noch so kompetent sein, fehlt ihr das Vertrauen ins eigene Können, kommt sie nicht so weit wie ein Mann, der weniger kompetent ist, dafür aber vor Selbstvertrauen strotzt. Die Kluft zwischen dem Selbstvertrauen der Männer und dem der Frauen ist nach wie vor enorm – und das hat Folgen. Mangelndes Selbstvertrauen führt beispielsweise dazu, dass Frauen sich für Fehler und Misserfolge selbst verantwortlich fühlen. Männer geben dafür gerne anderen oder den Umständen die Schuld. Frauen beantworten Fragen erst, wenn sie ganz sicher sind, die richtige Antwort parat zu haben, sie melden sich nicht zum Marathon an, wenn sie nicht sicher wissen, dass sie die Strecke in einer guten Zeit bewältigen können, sie sehen, dass ihre männlichen Kollegen Risiken eingehen, halten sich aber selbst zurück, weil sie nicht wissen, ob das, was sie zu bieten haben, gut genug ist. Das Perfekte anzustreben ist der Feind des Guten und hindert Frauen daran, die Erfolge einzufahren, die sie aufgrund ihrer Kompetenz erreichen könnten.

Ein interessantes Experiment belegt, wie sehr mangelndes Selbstvertrauen das weibliche Geschlecht blockieren kann. Der Psychologe Zachary Estes gab 500 Studierenden eine Testaufgabe: Sie sollten 3-D-Bilder auf einem Computerbildschirm neu arrangieren. In einem ersten Durchgang schnitten die Frauen deutlich schlechter ab als die Männer. Der Grund, sie hatten einige Aufgaben erst gar nicht gelöst. Als Estes allen Teilnehmern in einem zweiten Durchgang den Auftrag gab, so viele Aufgaben wie möglich zu lösen, fand er keine Unterschiede zwischen den Geschlechtern mehr. Gezwungen zu handeln, gingen nun auch die Frauen mehr Risiken ein – und waren dabei erfolgreich. Estes schlussfolgert daraus: Eine Folge mangelnder Selbstkompetenz ist Inaktivität. Wer sich nichts zutraut, tut lieber nichts.

Es gibt gute Gründe, das geringe Selbstvertrauen von Frauen auf Erziehung, Sozialisation oder biologische Geschlechterunterschiede zurückzuführen. Aber das hilft keiner Frau weiter. Sinnvoller ist es, wenn sie sich damit auseinandersetzt, wie sie auf eine Weise Aufmerksamkeit erringen kann, die zu ihr passt. Denn man kann durchaus Werbung in eigener Sache machen, ohne sich damit gleich in die Riege der »Lautsprecher« und Angeber einzureihen. Das gilt für »bescheidene« Frauen im Besonderen – aber auch für Männer, die Wert auf einen eigensinnigen, eigenwilligen PR-Stil legen.

DAS PRINZIP EIGENSINN:
Wert legen auf verfeinerte Aufmerksamkeit

Wie gesagt: Um Aufmerksamkeit zu bekommen, müssen wir uns heute ins Zeug legen. Aufmerksamkeit wird uns nicht einfach geschenkt, nur weil wir nett und tüchtig sind, wir müssen sie uns regelrecht erkämpfen. Die Ressource Aufmerksamkeit ist knapp, weil die Konkurrenz immer größer wird. Jeder von uns ist täglich einer Flut von Informationen, Angeboten, Verlockungen und Selbstdarstellungen ausgesetzt und muss ständig entscheiden, wem und was er seine kostbare Aufmerksamkeit schenkt.

In dieser Situation sind geübte Selbstdarsteller eindeutig im Vorteil. Sie ziehen geschickt die Aufmerksamkeit auf sich und verweisen die Bescheideneren ins Abseits. »Es ist wie im Bierzelt. Wenn alle schon laut reden, muss man auch selbst brüllen, um noch gehört zu werden«, erklärt Georg Franck. »Wir leben in einer Zeit, die die Schau- und Zeigelust blühen lässt, in der das Eindruckschinden und die Selbstreklame zu Tugenden geworden sind.«

Aber wird man nur dann wahrgenommen, wenn man lautstark auf sich aufmerksam macht? Was tun die, denen es zuwider ist, sich ständig selbst auf die Schulter zu klopfen oder die zu schüchtern sind? Manche reden sich ein, sie bräuchten gar nicht so viel Aufmerksamkeit. Sie machen sich selbst und anderen weis, dass sie den lauten Selbstdarstellern das Feld gerne überlassen und sich selbst genug sind. Doch damit lügen sie sich in die Tasche. Denn jeder Mensch braucht ein bestimmtes Maß an Aufmerksamkeit. Die Imagepflege ist weit mehr als Eitelkeit: Selbstdarstellung ist ein wichtiges Mittel, um ein Gefühl für den eigenen Wert zu bekommen.

»Ein Image ist das, was man bräucht', dass die anderen denken, dass man ist, wie man gerne wär«, meint hintersinnig der fränkische Kabarettist Erwin Pelzig. In den Worten der Sozialpsychologin Astrid Schütz heißt das: »Wie man sich beschreibt und wie man sich vor anderen darstellt, hat im Allgemeinen bedeutsame Rückwirkungen auf die Bewertung der eigenen Person.« Unser Selbstbild hängt von der Wertschätzung und der Aufmerksamkeit der anderen ab. Und eine positive Einstellung zur eigenen Person ist ein wichtiger Bestandteil psychischer Gesundheit.

»Der Mensch wird am Du zum Ich«, erkannte der Philosoph Martin Buber, und Abraham Maslow, einer der Gründer der Humanistischen Psychologie, hat das Bedürfnis nach Ansehen, Status und Anerkennung als ein grundlegendes Motiv des Menschen bezeichnet. Auf seiner fünfstufigen Bedürfnispyramide rangiert es nach den physiologischen Bedürfnissen, dem Bedürfnis nach Sicherheit und dem Bedürfnis nach Zugehörigkeit und Liebe an vierter Stelle. Wer keine Beachtung findet, von anderen nicht angemessen wahrgenommen wird, fühlt sich leer und nicht existent. Für ein stabiles Selbstwertgefühl sind wir auf Bestätigung angewiesen. Ohne Aufmerksamkeit verkümmern wir.

In einer Zeit, in der Aufmerksamkeit ein knappes Gut geworden ist, bedeutet das: Wir müssen Selbstdarstellung betreiben und dafür sorgen, dass wir gesehen werden. Wir können nicht darauf vertrauen, dass andere uns die nötige Beachtung schenken, wenn wir nicht für uns selbst die Werbetrommel rühren.

Müssen wir uns deshalb die lauten, schrillen Selbstdarsteller als Vorbilder nehmen? Müssen wir eine goldene Rolex tragen, den »angesagten« Wagentyp fahren und unser Geld für Designerkleidung ausgeben? Ist es notwendig, immer exotischere Urlaubsziele anzusteuern, nur damit die anderen neidisch-interessiert aufhorchen: »Was, auf Java wart ihr?« Müssen wir all dies wirklich tun, nur um ein Stück vom Aufmerksamkeitskuchen zu bekommen? Können wir nur dann mit der Zuwendung anderer rechnen, wenn wir versuchen, um jeden Preis aufzufallen, wenn wir uns lautstark nach vorne drängen und durch Selbstlob andere auf uns aufmerksam machen?

Eigensinnige Menschen sagen hierzu ganz klar »nein«. Für sie wäre es fürchterlich, wenn sie nur auf die laute Tour von anderen Beachtung erhalten könnten. Und sie fänden es unmöglich, wenn sie ihre wertvolle Aufmerksamkeit an Selbstdarsteller verschwenden würden, die ihnen nur eine auffällige Fassade mit nichts dahinter bieten. Eigensinnige lassen sich von Aufschneidern und Angebern nicht beeindrucken.

Eigensinnige Menschen setzen auf Qualität und weniger auf Quantität. Sie wählen den Weg der »verfeinerten« Aufmerksamkeit. Das heißt, sie sind sehr anspruchsvoll in der »Wahl der Waffen«, wenn es darum geht, einen beachteten Platz in der Gesellschaft und in den Herzen anderer Menschen zu erobern. Konkret bedeutet das:

Eigensinnige Menschen

- legen nur Wert auf die Beachtung und das Interesse von Menschen, an denen ihnen wirklich etwas liegt,
- halten nur die Aufmerksamkeit für wertvoll, die von Menschen kommt, denen sie selbst gerne Beachtung schenken und die sie bewundern,
- verzichten auf Beifall von der falschen Seite,
- gönnen sich den Luxus der Selektivität und buhlen nicht wahllos um Beachtung. »Wer die Beachtung, die ihm oder ihr zufliegt, unbesehen in Selbstwertgefühl umsetzt, verrät, dass er oder sie zu wenig auf sich selbst hält. Dieser Mangel an Selbstachtung mag verständlich sein, er hat aber etwas im abträglichen Sinne Gewöhnliches«, erklärt Georg Franck, schützen sich davor, die kostbare Aufmerksamkeit wahllos zu verschleudern. Eigensinnige Menschen wissen: So wenig wie sie everybody's darling sein können und wollen, so wenig können und wollen sie allen Menschen gleichmäßig Beachtung schenken, die um ihre Zuwendung werben.

Bleibt die Frage, wie es – eigensinnig – gelingen kann, die Menschen, an denen uns etwas liegt, auf uns aufmerksam zu machen. Auch wenn wir es uns wünschen, nur um unserer selbst willen geliebt und geachtet zu werden – ohne ein gewisses Maß an Selbstdarstellung bekommen wir nicht, was wir wollen und brauchen. Aufmerksamkeit stellt sich eben nicht wie von selbst ein. Weshalb wir in allen sozialen Situationen in irgendeiner Weise in der Rolle des Selbstdarstellers sind.

Wir versuchen immer, uns in einem guten Licht zu zeigen – und wir wenden dabei alle möglichen selbstdarstellerischen Taktiken und Strategien an. Allerdings ist uns dies oftmals nicht bewusst. Sich eine eigensinnige Art der Selbstdarstellung anzueignen, ist daher ein guter Weg, um sich zwischen all den lauten PR-Managern in eigener Sache selbstsicherer und zielgerichteter zu bewegen. Konkret bedeutet das: selbstabwertende Methoden des »Eindrucksmanagement« (wie die Sozialpsychologie die Kunst der Selbstdarstellung nennt) meiden, und stattdessen ganz spezifisch eigensinnige, selbstaufwertende bewusst einsetzen.

Selbstabwertende Techniken sind nicht dienlich, um »verfeinerte Aufmerksamkeit« zu bekommen – weshalb sie auch nicht zum Repertoire eines eigensinnigen Menschen gehören. Er käme wohl niemals auf die Idee

- sich zu entschuldigen, wenn kein Grund für eine Entschuldigung vorliegt,
- unnötig auf mögliche Schwierigkeiten hinzuweisen: »Ich weiß nicht, ob ich diesen Termin schaffe«,
- sich als unvollkommen darzustellen: »Ich bin tollpatschig, habe zwei linke Hände«,
- hilfsbedürftig zu erscheinen. Hilflosigkeit und Krankheit dienen Nichteigensinnigen häufig dazu, die Aufmerksamkeit anderer, ihre Zuwendung zu bekommen. Bei extremem Aufmerksamkeitsmangel wird Krankheit als »Waffe« eingesetzt.

Eigensinnige Menschen wählen vielmehr selbstaufwertende Techniken der Eigenwerbung. Genauer: Sie wählen ganz spezifisch *eigensinnige* PR-Strategien:

Eigensinnige betonen ihre Kompetenz und ihr Expertentum. Darauf zu hoffen, dass andere schon merken, was man leistet und was man kann, stellt sich meist als Irrtum heraus. Deshalb stellen Eigensinnige ihre Fähigkeiten, Erfolge, Handlungen bewusst heraus. Sie haben kein Problem mit Aussagen wie: »Das ist mir wirklich gut gelungen!«, »Da habe ich eine gute Hand bewiesen.« Frauen fällt diese Taktik oft schwer. Gerade sie aber sollten sich darin üben. Sonst überlassen sie oftmals den weniger Kompetenten das Feld.

***

Eigensinnige signalisieren hohe Ansprüche. Der eine macht seinen hohen Anspruch deutlich, indem er Wert darauf legt, mit seinem akademischen Titel angesprochen zu werden; ein anderer verweist auf seine besonderen Leistungen, Erfindungen, genialen Gedankengänge und betont, was ihn vom Durchschnittsmenschen unterscheidet. Unbegabte Selbstdarsteller verzichten oft vornehm auf diese »Angeberei« und stellen ihr Licht lieber unter den Scheffel. Das ist falsche Bescheidenheit!

***

Eigensinnige sorgen dafür, dass ihre Erfolge auf ihrem Konto verbucht werden. Wenn etwas gelungen ist, reden sie darüber, überwundene Schwierigkeiten benennen sie deutlich und loben sich für ihre Problemlösefähigkeiten. Auf keinen Fall schreiben Eigensinnige ihre Erfolge dem »Glück« oder »günstigen Umständen« zu (was Frauen gerne tun).

***

Eigensinnige betonen ihre Vertrauens- und Glaubwürdigkeit. Sie weisen darauf hin, dass sie das Vertrauen anderer noch niemals enttäuscht haben, führen Beweise dafür an. Eigensinnige wissen: Wenn es gelingt, dass andere einen als glaubwürdig und vertrauenswürdig einschätzen, dann verschafft dieses Image langfristig einen enormen Vorteil.

***

Eigensinnige sind offen. Andere hinter die Kulissen der eigenen Person blicken zu lassen, ist ein machtvolles Instrument der Selbstdarstellung. Man schlägt damit gleich zwei Fliegen mit einer Klappe: Offene Menschen sind bei anderen beliebter, und sie verpflichten durch ihr Verhalten die anderen ebenfalls zu mehr Offenheit. Wichtig ist dabei das richtige Maß: Wer übertreibt, verspielt oft schnell das Vertrauen und läuft Gefahr, an Attraktivität zu verlieren.

***

Eigensinnige sind authentisch in ihrer Selbstdarstellung. Das heißt: Sie wollen nicht mehr scheinen, als sie sind. Das Bild, das sie von sich selbst vermitteln, entfernt sich nicht allzu weit von der Realität. Eigensinnige machen anderen kein X für ein U vor. Sie sind keine Angeber.

EIGENSINNIG WERDEN

Um von anderen in Ihren Kompetenzen, Fähigkeiten und Stärken wahrgenommen zu werden, können Sie nicht auf Selbstdarstellung verzichten. Das heißt nicht, dass Sie auftrumpfen müssen. Der eigensinnige Weg der Selbstdarstellung kommt feinsinniger daher: Als eigensinniger Mensch erlauben Sie es sich, einen Unterschied zu machen:

- Sie legen nur Wert auf die Beachtung und das Interesse von Menschen, an denen Ihnen wirklich etwas liegt. Sie buhlen nicht wahllos um Anerkennung. Sie verzichten auf Beifall von der falschen Seite.
- Ihnen ist nur die Aufmerksamkeit wertvoll, die von Menschen kommt, denen Sie selbst gerne Beachtung schenken und die Sie wertschätzen können.
- Sie wissen, was Sie können und leisten – und Sie erlauben es sich, auch darüber zu reden. Das hat nichts mit Angeberei zu tun, sondern Sie signalisieren damit Ihrem Gegenüber: Ich habe Selbstvertrauen.

»Es geht letztlich vor allem darum, dass wir uns unserer Zeit bewusster werden. Dass wir uns in kurzen Momenten immer mal wieder zurücklehnen und genießen, wie die Zeit angenehm langsam verstreicht. Wer ein Gespür für solche Augenblicke bekommt, der kann auch eher wählen, wie er sich in seiner Zeit bewegen will, wann er Muße braucht und wann Trubel. Und das gibt uns eine gewisse Souveränität und Ausgeglichenheit.«

Marc Wittmann, Psychologe und Zeitforscher

»Ich habe keine Zeit«

Wie oft sagen wir diesen Satz! Und wie oft hören wir ihn von anderen! Keine Zeit zu haben, ist zu einem weitverbreiteten Problem geworden. Das Leben, das wir führen, stellt so viele Aufgaben und Anforderungen an uns, dass wir Tag für Tag mit einer To-do-Liste durch den Alltag hetzen, nur um am Abend feststellen zu müssen: Wieder nicht alles erledigt, wieder sind wir selbst, sind wichtige Menschen oder Dinge zu kurz gekommen. Wer mitten im Leben steht, leidet fast zwangsläufig unter permanentem Zeitmangel. Wie dumm, dass der Tag nur 24 Stunden hat. Hätten wir die Macht, dann würden wir gerne täglich ein paar Stunden dranhängen. Doch würde die Zeit dann reichen? Wohl kaum. Wir würden nur noch mehr in den Tag hineinpacken und noch längere To-do-Listen schreiben.

Moderne Gesellschaften, so der Soziologe Hartmut Rosa, kämpfen gegen die Dauer von Handlungen und Prozessen. Alles dauert zu lange. Die Wartezeit beim Arzt, das Anstehen an der Supermarktkasse, das Telefonat mit der weit entfernt wohnenden Freundin, das Meeting mit den Kollegen. Weshalb wir auch versuchen, alles möglichst immer schneller zu erledigen. Wir verzichten auf den Arztbesuch und suchen dafür schnell im Internet, was unsere mysteriösen Schmerzen bedeuten könnten, wir kochen kein Drei-Gänge-Menü, sondern essen ein Fertiggericht, wir schicken der Freundin eine E-Mail und versuchen, das Meeting durch eine Konferenzschaltung zu ersetzen.

Und wenn es irgendwie geht, erledigen wir möglichst ein paar Dinge gleichzeitig. Wir denken nicht darüber nach, ob all die anstehenden Aufgaben wirklich die gleiche Dringlichkeit haben, wir fragen uns nicht, ob all das zu Erledigende wirklich sofort angepackt werden muss, wir setzen keine Prioritäten und hinterfragen nicht den Sinn einer Aufgabe. Wir verhalten uns wie ein einmal in Gang gesetzter Roboter. Ohne Pause spulen wir tagtäglich unser Programm herunter. Anders als ein Roboter aber werden wir dabei immer erschöpfter und unzufriedener mit uns selbst, weil es eben nicht gelingt, roboterhaft möglichst viele Dinge gleichzeitig zu erledigen.

Multitasking lautet die Zauberformel, mit der wir zunehmend unsere Zeitprobleme in den Griff bekommen wollen. Der Begriff stammt aus der Informatik und bezeichnet die Fähigkeit eines Betriebssystems, mehrere Aufgaben gleichzeitig und in ständigem Wechsel auszuführen.

Kann der Mensch, was Maschinen können? Sind wir tatsächlich in der Lage, mehrere Dinge gleichzeitig zu erledigen, ohne dass die Qualität unserer Arbeit leidet und ohne dass wir selbst Schaden nehmen? Die Antwort kennen wir längst aus eigener Erfahrung: Es geht nicht! Und Experten, Psychologen und Hirnforscher, bestätigen uns darin. Sie sind sich weitgehend einig: Menschen sind nicht multitaskingfähig, erklärt beispielsweise der Psychologe Rainer Wieland von der Bergischen Universität Wuppertal. »Der Mensch kann eigentlich nur eine Sache auf einmal machen. Müssen wir zeitgleich verschiedene Informationen verarbeiten, wechseln wir bewusst oder unbewusst zwischen den Reizen hin und her.«

Auch die Arbeits- und Organisationspsychologin Fritzi Wiessman hält Multitasking für ein »Märchen« und betont ebenfalls, dass sich die Anstrengung nicht lohnt. Denn »bei komplexeren Aufgaben führt Multitasking zu einer höheren Fehlerquote und sogar Zeitverlusten. Wenn man nur für drei Minuten aus einer Aufgabe herausgerissen wird oder sich selber einer neuen Aufgabe zuwendet, braucht man zwei Minuten, um wieder auf dem gleichen Stand wie vorher zu sein. Wird man sehr häufig unterbrochen, beziehungsweise lässt man sich selbst gerne ablenken, können sich die verlorenen Minuten auf bis zu 40 Prozent der Arbeitszeit potenzieren.«

Trotz dieser klaren Absagen an das Multitasking versuchen wir es dennoch tagtäglich immer wieder. Vor allem Frauen fühlen sich, mehr noch als Männer, dazu gezwungen, ihre To-do-Liste mit Hilfe von Multitasking in den Griff zu bekommen. Sind sie möglicherweise begabter? Hat Max Raabe recht, wenn er in seinem Song *Für Frauen ist das kein Problem* die Multitasking-Fähigkeit des weiblichen Geschlechts bewundert? »So was machen sie mit links. Im Sitzen, Liegen oder Stehen. Meistens gelingt's«, behauptet Raabe fröhlich in seinem Song – und hat dabei nicht völlig unrecht, erklärt Fritzi Wiessmann. »Frauen sind eher in der Lage, mehrere Reize parallel wahrzunehmen – das ist eine Frage der Übung. Kochen und telefonieren sind eher einfache Aufgaben, die gut gleichzeitig bewältigt werden können. Das Parallelkonzept funktioniert aber nicht mehr – bei Männern wie Frauen –, wenn Entscheidungen getroffen oder Konsequenzen gezogen werden müssen. Jede einzelne Entscheidung muss dann bewusst und nacheinander getroffen werden.« Das Fazit der Arbeitspsychologin: »Wir sind nur dann Multitasker, wenn wir eine Aufgabe so verinnerlicht haben, dass sie keine oder nur noch minimale Aufmerksamkeit erfordert.« Ansonsten sind wir überfordert, wenn wir versuchen, durch Multitasking Zeit zu sparen. So locker, wie Max Raabe es besingt, bewältigen Frauen (und natürlich auch Männer) ihren Alltag nicht.

Noch nicht mal mehr Zeit zum Zeitunglesen?

Viele Frauen werden sich in der Beschreibung der Journalistin Brigid Schulte wiederfinden, deren Leben sich so anfühlt: »Verstreut, fragmentiert und erschöpfend. Ich tue immer mehrere Dinge auf einmal, und ich habe das Gefühl, ich tue nichts wirklich richtig. Ich hinke immer hinterher, bin immer zu spät, weil ich, ehe ich das Haus verlasse, noch schnell das, und das und das erledigen will. Stunden um Stunden lösen sich in Luft auf, weil ich Dinge erledige, die getan werden müssen. Aber wenn es dann erledigt ist, kann ich gar nicht sagen, was ich da eigentlich getan habe und warum es so wichtig war ... Und seit ich Kinder habe, habe ich, glaube ich, nicht einen typischen Tag mehr gehabt.« Ihr Leben, so schreibt sie, fühlt sich an wie Konfetti: ein großer, chaotischer Ausbruch von explodierenden Papierschnipseln.

Brigid Schulte ist Mitarbeiterin der *Washington Post*, und war als solche in einer Arbeitsgruppe mit der Frage befasst, warum so wenige Frauen eine Tageszeitung lesen. In früheren Zeiten waren Frauen die treuesten Abonnenten, heute finden offensichtlich nur noch Rentnerinnen ausreichend Zeit für die Lektüre. Denn von den Jüngeren, die zwischen 18 und 49 Jahre alt sind, bekamen die Interviewer der *Washington Post* folgende Antworten zu hören: »Ich lese die Zeitung, typischerweise um Mitternacht, im Bett ... Ich habe am Morgen keine Zeit. Ich erledige alles im Haushalt. Ich zahle die Rechnungen, bringe den Müll raus. Am Morgen, wenn mein Mann die Zeitung liest, bin ich ständig in Bewegung, bringe die Kinder zur Schule und mache mich für die Arbeit fertig. Männer sind anders. Sie können Zeitung lesen auch wenn sich die Wäsche stapelt. Ich kann das nicht.« Eine Frau meinte, sie habe die Zeitung gekündigt, denn sie habe ständig ein schlechtes Gewissen gehabt, weil sie nicht zum Lesen kam. »Es war ein Ding mehr, das mir ein schlechtes Gefühl gab.«

Weil die berühmte To-do-Liste niemals erledigt ist, weil es immer noch etwas zu tun oder für den nächsten Tag vorauszuplanen gibt, erscheint es vielen Frauen frevelhaft, wenn sie sich einfach mal hinsetzen und Zeitung lesen. Schließlich muss erst noch die Spülmaschine ausgeräumt, die Wäsche zusammengelegt, das Bad geputzt werden. Man kann doch nicht einfach das alles stehen und liegen lassen und lesen. Oder Musik hören. Oder einfach mal nichts tun.

Das Denken der meisten Frauen - auch Männer sind davon nicht ausgenommen - ist heute okkupiert von all den Aufgaben, beruflichen und familiären, die nicht nur pünktlich, sondern möglichst auch perfekt erledigt werden wollen. Experten sprechen von »geistiger Umweltverschmutzung«, unter der die meisten Menschen heute leiden. Die Gedankenschleife »erst mach ich das, dann das und das muss ich auch noch erledigen« kommt frühestens zur Ruhe, wenn man sich schlafen legt. Und in vielen Fällen auch dann nicht. Nicht von ungefähr leiden laut einer Statistik des Robert Koch Instituts etwa 25 Prozent der Bundesbürger unter Schlafstörungen. Manche von diesen Geplagten wachen bevorzugt in den frühen Morgenstunden auf - und schlagartig kommen ihnen all die anstehenden Aufgaben des nächsten Tages, all die ungelösten Probleme in den Kopf. Das Gedankenkarussell fängt an sich zu drehen, die Nacht ist dann vorüber.

Hätten wir mehr Zeit zur Verfügung, wenn wir die Erwerbsarbeit reduzieren könnten? Ist Teilzeitarbeit die Lösung? Jede Frau, jeder Mann, die oder der in Teilzeit beschäftigt ist, wird jetzt laut auflachen. Denn Teilzeitarbeit löst das Zeitproblem nicht, sondern erhöht es sogar noch. Menschen, die »nur« 20 oder 30 Stunden pro Woche in ihrem Beruf arbeiten, werden meist von den Aufgaben ihrer verschiedenen Rollen noch mehr herausgefordert. Ihr Problem: Sie können nichts »am Stück« tun. Weder sind sie am Stück an ihrem Arbeitsplatz - kaum sind sie da, müssen sie schon wieder los und das Kind aus der Kita abholen – noch können sie sich zu Hause richtig auf ihre dortigen Aufgaben einlassen. Das permanente Switchen von einer Rolle in die nächste verstärkt den Zeitdruck. Das Leben fühlt sich an wie eine Autofahrt im zähfließenden Verkehr: *stop and go, stop and go.* Wie im Verkehrsstau hat man auch im Alltag das Gefühl: Nichts geht vorwärts, man kommt nie an. Das alles ist enorm erschöpfend, vor allem für Frauen, die von diesem Stop-and-go-Leben mehr noch als Männer betroffen sind. Am Stück und in Ruhe und Gelassenheit etwas tun, das gibt es für sie noch weniger als für Männer.

DAS PRINZIP EIGENSINN:
Die Entscheidungsfreiheit über die Zeit zurückgewinnen

Diese kurzen Blitzlichter auf das Thema »Zeitnot und Zeitdruck« sind alles andere als vollständig. Es ließe sich noch viel dazu sagen – und noch viel mehr darüber klagen. Doch je mehr Beispiele aus dem Alltagsleben man zusammenträgt, je detaillierter die Ursachenanalyse ausfällt, umso erdrückender wird der Eindruck, dass man in einer Falle sitzt und es keinen Ausweg gibt. Denn inzwischen wissen wir wohl alle aus Erfahrung: Noch so ausgefeilte Zeitsparmaßnahmen, all die Tipps zum »managen« der Zeit bringen keine wirkliche Erleichterung. Man kann Zeit eben nicht sparen, man kann sie nicht in den Griff bekommen, und je mehr wir versuchen hineinzupacken, umso getriebener werden wir.

Doch es gibt einen Weg aus der Zeitfalle: Wir können lernen, eigensinnig mit unserer Zeit umzugehen, wir können dafür sorgen, unserem Tun so oft es möglich ist einen eigenen Sinn zu geben. Mit Eigensinn können wir Zeitsouveränität und Gelassenheit gewinnen. Ein eigensinniger Mensch geht anders mit dem Thema Zeit um als ein Mensch, dem es an Eigensinn mangelt. Er macht sich nicht zum Sklaven des Zeitdrucks, er bezieht seine Zufriedenheit nicht daraus, dass er am Ende eines Tages all seine Aufgaben erledigt hat. Eigensinnige Menschen sind sich der Kostbarkeit der Zeit bewusst, deshalb hüten sie sie wie einen Schatz und prüfen sehr genau, an wen oder was sie etwas davon abgeben.

Woran erkennt man, ob ein Mensch eigensinnig mit seiner Zeit umgeht? Ein paar Beispiele:

Eigensinnige lassen sich nicht unter Zeitdruck setzen – auch nicht von sich selbst

Der Zeitexperte Lothar Seiwert hat gestresste Menschen nach den Ursachen ihrer Überlastung gefragt, und die häufigste Antwort neben »Ich versuche, zu viel auf einmal zu tun«, war: »Es fällt mir schwer, nein zu sagen, weil ich den anderen nicht enttäuschen will.« In 90 Prozent aller Fälle, so Seiwert, tun die Menschen etwas, weil andere Menschen irgendeinen Druck erzeugen. Eigensinnige Menschen achten daher bewusster als Nichteigensinnige auf die Zeitdiebe, die überall im Alltag lauern. Sie lassen sich nicht auf Verpflichtungen ein, die sie zeitlich nicht bewältigen können. Sie wissen, dass aus einem »Kannst du bitte mal kurz ...« ganz schnell eine größere und zeitaufwendige Angelegenheit werden kann. Bevor eigensinnige Menschen ja sagen, erbitten sie sich eine Bedenkzeit und prüfen sehr genau, ob sie jemandem einen Gefallen tun können und wollen.

Druck wird aber nicht nur von anderen Menschen aufgebaut, er kommt auch von einer Seite, die wohl den meisten Einfluss auf uns und unser Handeln hat: von uns selbst. Achten wir doch nur einmal darauf, wie wir sprechen. Wir sagen: »Ich muss mal schnell ...« Oder: »Ich geh mal schnell ...« Oder: »Ich erledige das mal schnell ...« Das Wort »schnell«

gebrauchen die meisten Menschen so selbstverständlich, dass sie es selbst nicht mehr merken.

Aber das Wort ist tückisch. Wenn wir es ständig und unbewusst benutzen, bleibt das nicht ohne Wirkung auf uns. Denn wenn wir immer nur »schnell« unterwegs sind, setzen wir uns unter erheblichen Druck und vermitteln uns selbst den Eindruck, keine Zeit zu haben und im Stress zu sein. Das Wörtchen »schnell« beschleunigt uns und unsere Handlungen. Und es erhöht unseren Zeitstress.

Einen ähnlichen Druck übt das Wort »müssen« aus. Der Sprachwissenschaftlerin Mechthild von Scheurl-Defersdorf ist aufgefallen, dass Menschen, die oft »ich muss« sagen, damit eigentlich signalisieren, dass sie das, was sie tun, nicht wirklich wollen. Diejenigen aber, die kaum »ich muss« sagen, machen Dinge einfach oder wollen sie machen. »Der Gebrauch der Modalverben ›müssen‹ und ›wollen‹ unterscheidet sich bei den Einzelnen ganz erheblich – und das spiegelt sich auch in dem Leben wider, das die Menschen führen«, erklärt von Scheurl-Defersdorf.

Auch bei sich selbst hat die Sprachwissenschaftlerin dieses Muster festgestellt: »Ich habe früher ganz oft ›müssen‹ gesagt, und habe mir selber und meinem Umfeld damit viel Druck gemacht.« So sagte sie beispielsweise »Morgen muss ich nach Berlin fahren. Morgen muss ich dort jemanden treffen.« Sie fand es erleichternd und entlastend, als sie lernte, das Wort »muss« wegzulassen. »Mein Leben wurde viel leichter, als ich stattdessen sagte: ›Ich werde morgen nach Berlin fahren, und am Abend werde ich jemanden treffen.‹«

Wenn wir unseren Zeitdruck reduzieren wollen, sollten wir auf die Worte »schnell« und »muss« ganz besonders achten. Wann immer wir glauben, irgendetwas »schnell« erledigen zu »müssen«, ist es sinnvoll, einen Moment innezuhalten und sich zu fragen: Muss das unbedingt sein? Kann ich es vielleicht auch lassen? Hat es überhaupt einen Sinn für mich? Und vor allem: Muss ich es schnell erledigen, hat es nicht noch Zeit?

Eigensinnige sind nicht immer erreichbar
Eine weitere Quelle, die uns unter enormen Zeitdruck setzt, ist uns im täglichen Umgang oftmals kaum bewusst: die modernen Kommunikationsmittel. Die 82 Millionen Deutschen besitzen 96,4 Millionen Handyverträge, und mit jedem Handy wird durchschnittlich 202 Minuten täglich telefoniert, gesimst und fotografiert. Wir sind immer erreichbar. Und wir verhalten uns nach einem ungeschriebenen Gesetz, das da lautet: »Du musst innerhalb einer angemessenen Zeit auf SMS, Mails und Mailboxnachrichten reagieren!« Britische Forscher haben herausgefunden, dass 85 Prozent aller Angestellten eines großen Unternehmens innerhalb von zwei Minuten auf eine eingehende Mail antworten, 70 Prozent sogar innerhalb von sechs Sekunden. Tun wir das nicht, handeln wir uns nur noch mehr Anfragen ein: »Haben Sie meine Mail von gestern bekommen?«, »Ich habe Ihnen auf Ihrer Mailbox eine Nachricht hinterlassen und bislang nichts von Ihnen gehört.«, »Sie haben noch nicht reagiert, hoffentlich ist meine Nachricht nicht im Spamordner gelandet!« Die Amerikaner nennen das das ICYMI-Syndrom: *In case you missed it* – für den Fall, dass Sie etwas übersehen haben, melde ich mich lieber noch mal.

Wenn es nur um das Lesen oder Abhören von Nachrichten ginge, könnten wir das alles vielleicht noch verkraften. Aber mit jedem Kommunikationskontakt ist mehr verbunden: Man will Entscheidungen von uns; jemand bittet uns um einen Gefallen; wir sollen einen Auftrag ausführen oder einen anderen fallen lassen; wir sollen das Kind von der Schule abholen, weil es krank geworden ist; die alte Mutter möchte, dass wir ihre Medizin aus der Apotheke abholen; eine Freundin hat Liebeskummer und möchte tröstende Worte hören oder lesen. Fast alles sind nachvollziehbare und verständliche Wünsche. Doch wie sollen wir all das schaffen?

Der Druck, der von Kontakten in sozialen Netzwerken wie Facebook oder WhatsApp ausgeht, wird meist gar nicht wahrgenommen. Aber wie Forscher der Universitäten Bamberg und Frankfurt in einer Umfrage festgestellt haben, ist das Surfen in diesen Netzwerken oft purer Stress. Denn mit der Zahl der Freunde fühlen sich Facebook-Nutzer zunehmend in das Leben und die Probleme von nur flüchtig bekannten oder sogar wildfremden Menschen hineingezogen. Das kann zu einer erheblichen Belastung werden. Für ihre Studie führten die Wissenschaftler Interviews mit 571 Facebook-Nutzern. Viele von ihnen klagten darüber, dass sie den Pool ihrer Freunde kaum noch bewältigen können. Das Problem seien jene Posts oder persönliche Anfragen, bei denen die Absender eine Antwort oder zumindest eine Sympathiebekundung erwarteten. Diese Mitteilungen seien oft sehr persönlich, emotional und manchmal auch belastend. Die Befragten fühlen sich dann verpflichtet zu antworten, obwohl ihnen gar nicht danach ist.

Und noch ein Druck geht von den neuen Technologien aus, ein Druck, den wir wohl eher subtil wahrnehmen. Der Psychologe Daniel Goleman meint, dass die neuen Technologien unsere Aufmerksamkeit schon so gefangen nehmen, dass sie unsere »richtigen« sozialen Beziehungen zersetzen. So ist schon 2006 das Wort *pizzled* in das englische Lexikon aufgenommen worden: eine Wortzusammensetzung aus *puzzled* (verwirrt) und *pissed* (stinkig, sauer). Es beschreibt das Gefühl, das man hat, wenn jemand, mit dem man gerade zusammen ist, plötzlich sein Smartphone herauszieht und mit jemand anderem redet oder simst. Was 2006 noch als verstörend und beleidigend empfunden wurde, ist inzwischen fast schon Normalität. Das Checken der Anrufe und Botschaften wird zur Dauerbeschäftigung. An Haltestellen, in Warteräumen, in Hörsälen, sogar beim Essen im Restaurant mit Freunden – immer mehr Menschen starren auf ihre kleinen Monitore. Wie hat Dortmund gegen Bayern gespielt? Hat mir jemand auf WhatsApp eine Nachricht gepostet?

In den USA fand im Jahr 2014 eine interessante Umfrage statt. 2000 Haushalte wurden mit der Frage konfrontiert: »Stellen Sie sich vor, Sie haben Ihr Smartphone zu Hause liegen lassen. Würden Sie umkehren?« Jeder dritte Befragte würde auf jeden Fall sofort nach Hause fahren, ganz egal, wie viel Zeit ihn das kosten würde. Wer hier von Abhängigkeit spricht, hat sicher recht.

Dennoch: Auch wenn es in der heutigen Zeit schwierig erscheint, ohne digitale Helfer den Alltag zu meistern, ein bewussterer, eigensinniger Umgang mit den digitalen Zeiträubern ist jedem möglich. *Digital detox*, digitale Entgiftung, heißt der neue Trend, der bereits Eingang in das *Oxford Dictionary* gefunden hat. Dort wird *digital detox* definiert als »Zeitraum, in dem eine Person auf den Gebrauch elektronischer Geräte wie Smartphones oder Computer verzichtet und der als Chance erachtet wird, Stress zu reduzieren oder sich auf soziale Interaktionen in der physischen Welt zu konzentrieren.«

In den USA gibt es inzwischen schon *digital-detox*-Camps, vor allem im kalifornischen Silicon Valley erfahren sie regen Zuspruch. Da kommt es schon öfter vor, dass man solche Tweets oder Mails bekommt: »Anyone who needs to speak to me before the end of the week should do so in the next few hours. Going on a digitaldetox.« (Jeder, der mich noch vor Ende der Woche sprechen will, sollte sich in den nächsten Stunden melden. Ich nehme an einem *digital detox* teil.) Wer sich in einem solchen Camp einquartiert, muss strikte Regeln einhalten: Er darf nicht über die Arbeit reden und natürlich sind Handys, Computer, Tablets oder Uhren strikt verboten.

Wenn man eigensinniger mit seiner Zeit umgehen will, braucht man nicht zu warten, bis es hierzulande *digital-*

detox-camps gibt. Man kann auch ohne Camp in seinem Alltag einen Anfang machen, indem man zum Beispiel am Wochenende dem Smartphone, dem Laptop und dem iPad eine Auszeit gönnt und die Geräte gar nicht erst einschaltet. Am besten ist es, jeden Tag eine kleine Dosis *digital detox* einzuplanen: 30 Minuten pro Tag keine Mails checken oder senden, telefonieren, surfen. Das Smartphone kommt für diesen Zeitraum in die Schublade. Wenn man jeden Tag zur selben Zeit eine *digital-detox*-Pause einlegt, wird dieses Verhalten zur Gewohnheit. Und ein großer Zeitdieb ist entmachtet.

Auch die folgende Entscheidung kann unseren Zeitdruck verringern: Wie die Psychologieprofessorin Elizabeth W. Dunn zusammen mit ihrem Studenten Kostadin Kushlev in einer Studie herausfand, ist schon viel gewonnen, wenn wir es schaffen, nicht ständig unsere Mailbox zu überprüfen. Die beiden Wissenschaftler gewannen 124 Erwachsene als Teilnehmer an ihrer Studie und erlaubten der einen Hälfte, ihre Mails so oft zu checken wie sie wollten. Die andere Hälfte der Teilnehmer wurde angewiesen, ihre Maileingänge nur dreimal am Tag anzuschauen und zu beantworten. Dazwischen musste der E-Mail-Account geschlossen bleiben. Am Ende einer Woche wurden alle Teilnehmer gefragt, wie gestresst sie sich gefühlt hatten. Das Ergebnis war erstaunlich: Die Gruppe, die nur dreimal am Tag ihren E-Mail-Eingang geprüft hatte, waren deutlich weniger gestresst. Die Erklärung der Forscher: Wer nicht andauernd auf das »Pling« seines Computers reagiert, wenn eine Mail eingegangen ist, wird seltener in seiner Arbeit unterbrochen und verspürt weniger Druck, mehrere Dinge gleichzeitig zu erledigen.

Zeitdruck lässt sich dadurch verringern – und sogar die Effizienz steigern: Obwohl alle Teilnehmer der Studie eine ähnlich hohe Zahl an Mails erhielten, war der Zeitaufwand für die Teilnehmer der »Nur dreimal am Tag«-Gruppe um 20 Prozent geringer als jener der Gruppe, die sofort reagierten. Wer ständig seine Mailbox kontrolliert setzt sich damit unter Stress und verringert seine Leistung.

Wenn wir wieder mehr Kontrolle über unsere Zeit gewinnen wollen, müssen wir sie den Klauen der digitalen Geräte entreißen. Wenn wir nicht eigensinnig darüber wachen, bestimmen nämlich sie, was wir tun und was wir lassen. Sie sorgen dafür, dass wir jederzeit erreichbar sind. Eigensinnige Menschen machen sich nicht zum Sklaven ihrer digitalen Geräte. Dafür ist ihnen ihre Zeit zu wertvoll. Sie leisten sich bewusst »Offline-Zeit« und sind damit möglicherweise Vorreiter einer neuen Bewegung. Der Arzt und Psychotherapeut Bert te Wildt, der sich seit langem mit den Auswirkungen digitaler Medien auf die Psyche des Menschen beschäftigt, hofft auf einen »Veredelungseffekt der analogen Welt«. Vielleicht gilt es in Zukunft als wahrer Luxus, wenn man sich »möglichst viel analoge Zeiten und Räume« leisten kann.

Ähnlich argumentiert auch Andre Wilkens in seinem Buch *Analog ist das neue Bio*: Auch er sieht in einer Rückkehr zum Analogen eine Chance, sich eigensinnig gegen den Mainstream zu stellen und die Oberhoheit über die eigene Zeit und das eigene Denken zurückzugewinnen und aus dem digitalen Herdentrieb auszusteigen: »Habe Mut, digital und analog querzudenken. Was heute Spinner-Nische ist, kann morgen schon der hippe Mainstream sein.«

Menschen, die sich eigensinnig der digitalen Herrschaft entziehen, gehen lieber auf Flohmärkte als bei Ebay alte Sachen zu ersteigern; sie treffen wenige reale Freunde im Café, statt auf WhatsApp mit möglichst vielen in oberflächlichem Kontakt zu sein; sie legen ihre Fotos nicht in Clouds ab, sondern wollen sie in Fotoalben greifbar haben; sie freuen sich an der Haptik eines richtigen Buches oder am Rascheln der Zeitung und buchen ihre Reisen übers Reisebüro. »So wie Bio eine Antwort auf die industrielle Massenproduktion von Lebensmitteln ist und diese nun beeinflusst, kann Analog eine Antwort auf die industrielle Massenproduktion und Verarbeitung von Daten sein und auch diese Entwicklung beeinflussen«, meint Andre Wilkens.

Eigensinnige überlegen sehr genau, wem oder was sie ihre Zeit widmen

So wenig eigensinnige Menschen sich zu Sklaven anderer fordernder Menschen oder digitaler Geräte machen wollen, so wenig wollen sie »Effizienz-Idioten« sein. So nennt der Philosoph und Sozialpsychologe Peter Heintel all jene, die es immer eilig haben und doch niemals ihre Ziele erreichen. Heintel gründete bereits 1990 den »Verein zur Verzögerung der Zeit«, der Menschen helfen soll die »vergewaltigte Eigenzeit wieder zu entdecken«. Die Menschen, die diesem Verein angehören, zählen ganz sicher zu den Eigensinnigen. Was Martin Liebmann, Vorstandsmitglied des Vereins, in einem Interview über die Unterschiede zwischen Zeitverzögerern und anderen Menschen sagt, deutet jedenfalls darauf hin: »Auch wir müssen unseren Lebensunterhalt verdienen und haben Handys, Internet, Computer und Fernseher. Wahrscheinlich gehen wir nur aufmerksamer mit den Freiheitsversprechen der Ökonomie, den vermeintlichen Segnungen des Fortschritts und unserer eigenen Sterblichkeit um. Wir lassen uns von den vielen Optionen nicht so schnell berauschen.«

Der Wunsch nach mehr Zeit lässt sich am besten erfüllen, wenn wir eine Einstellungsänderung in Richtung Eigensinn vornehmen. Eigensinnige Menschen wissen, dass Zeitnot kein reales Problem ist, sondern auf einer falschen Wahrnehmung beruht. Denn genau genommen haben wir nicht zu wenig Zeit, sondern nur zu viele Möglichkeiten. Wenn wir glauben, sie alle nutzen zu müssen, wenn wir auf zu vielen Hochzeiten tanzen, dann geht uns zwangsläufig irgendwann die Puste aus. Auf vermeintlichen oder tatsächlichen Druck von anderen mal nicht reagieren, öfter mal nein sagen, auf eine verlockende Aufgabe, eine scheinbar wichtige Veranstaltung, auf dieses oder jenes Telefonat verzichten, nicht jede E-Mail beantworten, nicht über jedes Stöckchen springen – all diese kleinen Verweigerungen können Großes bewirken.

Einige Menschen haben das schon erkannt und schließen sich der Bewegung der *Slobbies* an *(slower but better working people)*, denen Qualität über Quantität geht, die Langsamkeit vor Hektik setzen und sich schnelllebigen Trends entziehen. Ständig beschäftigt sein und keine Zeit zu haben ist für diese Menschen längst kein Statussymbol mehr. Sie sehen keinen Sinn darin, mit ihren vollen Terminkalendern zu prahlen, oder sie fühlen sich nicht wichtig, nur weil alle paar Minuten das Handy klingelt oder eine SMS oder WhatsApp-Nachricht eingeht.

Ob sich der Zeitverzögerer Martin Liebmann dieser Bewegung angeschlossen hat, ist nicht bekannt. Aber man kann es vermuten, denn er geht sehr bewusst und eigensinnig mit seiner Zeit um, wie er dem Journalisten Benjamin Schulz anvertraute. Als er im Supermarkt einen alten Kumpel trifft, den er lange nicht gesehen hatte und der ihn fragt, ob man sich nicht mal auf einen Kaffee treffen wolle, reagierte er so: »Ich habe überlegt, ob mir das wirklich wichtig ist. Und ich habe geantwortet: ›Ich glaub nicht. Ich will mir die Zeit dafür nicht nehmen.‹« Wem es wie Martin Liebmann gelingt, sich sozialen Kontakten, die er nicht oder jetzt nicht wünscht, zu entziehen, ist ein eigensinniger Mensch. Eigensinn schützt die Privatsphäre vor Zeitdieben.

Der Soziologe Hartmut Rosa empfiehlt Getriebenen, sich bewusst Tage freizuhalten und sich im Terminkalender dick und fett Eigenzeiten einzutragen: »Und wenn dann jemand fragt: Wollen wir an diesem Tag etwas unternehmen?, muss man konsequent sagen: ›Nein, da habe ich schon etwas vor.‹« Anfänger üben das zunächst mit einem freien Abend in der

Woche, Fortgeschrittene lassen schon mal längere Zeitspannen von einem oder mehreren Tagen auf sich zukommen, ohne genau zu wissen, wie sie die Zeit verbringen wollen. Weiter empfiehlt Hartmut Rosa, Eigenzeiten für »sakrosankt« zu erklären – »etwa den Probentermin mit meiner Band oder das Volleyballspiel – und daran auch nicht herumzudeuteln. Also nicht zu überlegen, ob man diesen Termin mal ausfallen lässt oder ob man später hingeht.«

Eigensinnige behandeln ihre Zeit wie einen wertvollen Rohstoff

Wer nicht eigensinnig über seine Zeit wacht, ist oftmals selbst schuld daran, wenn sie ihm fehlt. Dann hat er sich Zeit genommen für etwas, was er eigentlich nicht wollte oder in Dinge investiert, die reine Zeitverschwendung waren. Übrigens haben Zeitforscher genau dies festgestellt: Wir könnten alle mehr Zeit zur Verfügung haben, wenn wir nicht so gedankenlos damit umgingen.

Im August 2015 veröffentlichte die Stiftung für Zukunftsfragen ihren aktuellen »Freizeit-Monitor«, der darüber Auskunft gibt, was die Bundesbürger in ihrer freien Zeit so treiben. Unangefochten auf Platz eins liegt – das Fernsehen. 97 Prozent der Bundesbürger schalten die Glotze mindestens einmal pro Woche an, mehr als zwei Drittel tun dies täglich. Beliebt in der Freizeit sind auch Tätigkeiten wie telefonieren (89 Prozent) und das Internet. Im Netz surfen ist inzwischen an die vierte Stelle der beliebtesten Freizeitaktivitäten gerutscht und ist damit etwas gefragter als das Zeitunglesen. 73 Prozent der befragten Bundesbürger sind regelmäßig online, 72 Prozent sind noch bekennende Zeitungsleser.

Überraschend ist das Ergebnis des Freizeit-Monitors, dass soziale Aktivitäten deutlich abgenommen haben: Die Befragten unternehmen seltener etwas mit anderen, laden weniger häufig als früher Freunde zu sich nach Hause ein und reden auch nicht mehr so oft mit ihnen über wichtige Dinge wie früher. Nur noch 18 Prozent treffen regelmäßig Freunde oder Bekannte bei sich zu Hause – acht Prozent weniger als im Jahr 2004.

Und noch ein Ergebnis erstaunt: Sagten im Jahr 2004 noch 45 Prozent der Befragten, dass sie niemals ins Theater, Klassikkonzert oder in die Oper gingen, sind es 2015 bereits 54 Prozent, die diesem Kulturangebot die kalte Schulter zeigen. Nur drei Prozent der Deutschen besuchen mindestens einmal im Monat ein Theater oder Museum.

Nun könnte man sagen: Solange die Menschen das tun, was ihnen wirklich Freude macht, ist alles in Ordnung. Doch es gibt Hinweise darauf, dass dem nicht so ist. Zeitforscher haben Menschen gebeten, tagebuchartig zu notieren, womit sie ihre Zeit verbringen und wie viel Spaß sie mit diesen Tätigkeiten haben. Die Forscher haben festgestellt: Viele Menschen verplempern wertvolle Stunden vor dem Fernseher, treffen Leute, an denen ihnen wenig liegt, lassen sich von Unwichtigem ablenken. Einer dieser Zeitforscher ist John Robinson, Soziologe an der *University of Maryland*. Er wollte genau wissen, womit Menschen die 1440 Minuten pro Tag verbringen und wie sehr sie das, was sie tun, wirklich mögen. Die Teilnehmer der Befragung sollten in einer Art Tagebuch ihre Tätigkeiten des Tages festhalten und zudem unter anderem auf einer Skala von 0 bis 10 angeben, wie sehr sie einzelne Tätigkeiten wertschätzen: 0 bedeutet dabei: »Mag ich überhaupt nicht«, 10 steht für »Liebe ich sehr«.

Ergebnis: Eine 10 vergaben die Befragten überhaupt nicht. Aber mit 9,3 Punkten schaffte es »Sex« an die erste Position der Liste, gefolgt von »sportlichen Spielen«, »mit Kindern spielen/für Kinder sorgen«, mit 8,5 Punkten bewertet wurden »Schlaf« und »Essen« sowie »mit anderen Menschen oder der Familie zusammen sein«. 7 Punkte bekam die Arbeit, aber auch »baden«. Im unteren Feld tummeln sich wenig verwunderlich mit 5,8 Punkten Hausarbeit, Rechnungen bezahlen, aber mit 5,9 Punkten auch das Fernsehen.

Entsprach die Verteilung der Zeit diesen Bewertungen? Keineswegs, wie Robinson an dem Beispiel einer 43-jährigen verheirateten, berufstätigen Frau mit zwei Kindern unter 18 Jahren verdeutlicht: Diese Frau verbringt 6,5 Stunden täglich mit bezahlter Arbeit, ebenfalls 6,5 Stunden mit Hausarbeit. Sie schläft 5,5 Stunden, 1,5 Stunden sind für Essen und eine Stunde für Ausruhen reserviert. 2,5 Stunden schaut sie fern (die einzige freie Zeit des Tages). Für den Weg von und zur Arbeit braucht sie 1,2 Stunden und 0,8 Stunden gehen damit drauf, ihre Kinder morgens zu wecken.

In diesem typischen Tagesablauf tauchen Lieblingsbeschäftigungen wie Sex, Spielen oder mit anderen Menschen zusammen sein gar nicht erst auf.

Da stellt sich doch die Frage, warum das, was wir gerne tun, so zu kurz kommt. Warum verbringen wir zum Beispiel so viele Stunden vor dem Fernseher, obwohl wir es gar nicht so recht mögen? Robinson zieht daraus eine provozierende Schlussfolgerung: Wenn wir keine freie Zeit haben, dann ist das allein unsere Schuld. Mangelnde Zeit ist ein Vorwand und eine gängige Entschuldigung. Wer sagt, ich habe keine Zeit, meint eigentlich, ich habe was anderes zu tun. Wir haben freie Zeit, es geht nur darum, was wir damit tun wollen. Die Entscheidung liegt zu einem sehr viel größeren Teil bei uns selbst als wir glauben. Dies zu erkennen, ist ein erster Schritt zum guten Leben und eine Frage des Wollens – und des Eigensinns. Denn wenn uns klar wird, wie wenig bewusst wir mit unserer Zeit umgehen, müssten wir eigentlich störrisch wie ein Esel innehalten und gründlich darüber nachdenken, ob das, was wir tun, wirklich aus freien Stücken geschieht.

Der Philosoph und Managementberater Reinhard K. Sprenger stellt Führungskräften aus der Wirtschaft oft die Frage: »Was ist für Sie das Wichtigste im Leben?« Und bekommt dafür meist zur Antwort: »Meine Kinder.« Wenn er dann weiter fragt, wie viel Zeit die Manager mit ihren Kindern verbringen, hört er häufig, dass dafür die Zeit fehlt. Diese Führungskräfte haben eine Wahl getroffen: Ihre Termine, ihre Meetings, ihre ständige Präsenz ist ihnen wichtiger als ihre Kinder es sind. Denn, so Sprenger: »Keine Zeit heißt: Anderes ist mir wichtiger.«

Aber ist es uns wirklich wichtiger – oder haben wir uns bislang nur nicht erlaubt, darüber kritisch und eigensinnig nachzudenken? Konfrontiert Reinhard Sprenger die Befragten mit dieser Feststellung, stößt er jedenfalls meist auf Widerspruch. Die Manager sprechen dann von Zwängen, von den Erwartungen, die sie erfüllen müssen, von dem Job, der so viel fordert. Sprengers unerbittliche Antwort lautet dann, »dass der Zeitdruck selbst produziert ist, dass er individuell gewählt wird, dass dahinter nicht selten mangelnder Mut zum Nein steht«. Das zu akzeptieren, fällt schwer.

Eigensinnige Menschen oder jene, die es werden wollen, wissen um die Selbstverantwortung im Umgang mit ihrer Zeit. Sie halten es mit dem Dichter und Historiker Carl Sandburg, der gesagt hat: »Zeit ist die Währung deines Lebens. Du gibst sie aus. Erlaube anderen nicht, sie für dich auszugeben.«

Eigensinnige müssen nicht immer etwas tun

Eigentlich ist es ganz einfach: Wenn man Zeit für sich gewinnen will, muss man andere Dinge sein lassen. Zum Beispiel das Putzen. Oder das Aufräumen. Oder das Autowaschen. Wie viel Zeit geht drauf, weil wir es in Haus und Garten möglichst perfekt haben wollen? Oder weil wir glauben, wir müssten alles sofort und nach einem ungeschriebenen, aber strengen Zeitplan erledigen? Vor allem Frauen erliegen oft einem Zwang zur Perfektion, der ihnen viel Zeit und Nerven raubt. Weil ihre Erwartungen an Sauberkeit und Ordnung hoch sind (meistens viel höher als die ihrer Lebenspartner, die gerne mal fünf grade sein lassen), weil sie sich stark daran orientieren, was »man« tut, verschenken sie viel Zeit an Tätigkeiten, die entweder nicht so genau erledigt werden müssen, die ein anderer machen kann oder die zu einem späteren Zeitpunkt vielleicht entspannter erledigt werden könnten. Wenn Frauen sich beklagen, dass ihnen zu wenig Zeit für sich selbst bleibt, dann sollten sie ihren Tagesablauf einmal mit kritischen Augen betrachten: Muss das alles wirklich sein? Muss es genau so sein?

Till Bastian, Mediziner und Autor, sieht in dem übermäßigen Zwang, Ordnung zu halten, eine Hauptursache für Zeitmangel und Stress. Er hält das für eine äußerst ungesunde Situation und ruft zum Widerstand auf. Wenn wir gesund bleiben wollen, so Bastian, brauchen wir etwas Unordnung und Chaos. »Gestatten wir sie uns mit wachsendem Mut: das unaufgeräumte Zimmer, die Schublade voller Krimskrams, den verwilderten Garten. Solche Schmutzecken sind Reservate, in denen wir gezielt das Chaos zulassen«, fordert Bastian. Alles was wir dazu brauchen, sei ein subversiver Geist, der es uns erlaubt, ganz bewusst gegen die Norm, gegen die geltende Ordnung zu handeln. Nicht um eine Revolution anzuzetteln, sondern um im eigenen Leben Freiräume zu schaffen, die dann ganz eigensinnig nur so genutzt und gestaltet werden, wie man selbst es will. Ohne Rücksicht auf Dinge, die getan werden müssen, ohne Rücksicht auf Menschen, die etwas Bestimmtes von einem erwarten.

Wohin so ein subversiver Geist einen führt, ist natürlich individuell unterschiedlich. Vielleicht bedeutet es bei dem einen, mal den Rasen nicht mähen – gleichgültig ob der Nachbar die dadurch entstehende Wiese mit Löwenzahn und Gänseblümchen akzeptiert oder nicht. Ein anderer läuft am Sonntag den ganzen Tag im Schlafanzug herum und verzichtet darauf, etwas aus dem Tag zu machen. Sollen die anderen sich dem Freizeitstress aussetzen, er bleibt zu Hause und gibt dem Tag seinen ganz eigenen Sinn. Eine andere widersetzt sich eine Zeitlang dem Schönheitskult, schminkt sich nicht und zieht nur Sachen an, in denen sie sich wirklich wohlfühlt; oder lässt einfach die Wäsche liegen, weil sie keine Lust hat zu bügeln und geht dafür lieber ein paar Stunden im Wald spazieren oder bleibt einfach faul auf dem Sofa liegen und tut einfach mal gar nichts. Nichtstun ist ein ganz wesentliches, wenn nicht *das* wesentliche Element im eigensinnigen Umgang mit der Zeit.

Zeitmangel und Erschöpfung signalisieren: Eine Pause wäre angebracht. In der Regel kommt dieses Signal ungelegen, die meisten Menschen ignorieren es. Doch wenn die völlig normale Erschöpfung nicht zum totalen Ausbrennen führen soll, braucht es die ganz unspektakulären, aber regelmäßigen Zeiten des Nichts-Tuns. Selbst Sisyphos hatte, immer wenn der Fels nach unten gerollt war, beim Abstieg vom Berg ausreichend Muße zum Nachdenken, zum Kraftschöpfen, zum Nichtstun. Solche »Vom-Berg-heruntergehen-Phasen« existieren auch im noch so hektischen modernen Alltag. Man muss sie nur wahrnehmen. Da gibt es zum Beispiel die Zeitlöcher zwischen den Tätigkeiten. Nutzen wir sie, können wir uns einen regelrechten »Pausenwohlstand« anlegen, wie der Zeitforscher Karlheinz A. Geißler es nennt. Dazu gehört die kurze Wartezeit an der roten Ampel oder in der langen Schlange an der Supermarktkasse, dazu gehört auch ein Wochenende ohne Termine, dazu gehört das scheinbar untätige Stillsitzen und Aus-dem-Fenster-Schauen. Der Kabarettist Gerhard Polt entzieht sich der Hektik und der Schnelllebigkeit unserer Zeit durch eine ganz besonders eigensinnige Methode: »Ich ›sinnlose‹ vor mich hin«, sagt er. »Das heißt, es hat keinen Sinn, was ich tue, und ich bin auch froh, dass keiner da ist, kein Sinn, dass ich nichts Sinnvolles tun muss.«

Einfach vor sich hin »sinnlosen« möchte auch Hermann, der nichts tun will, nur so dasitzen. Loriot hat ihn erschaffen und zeigt in seinem Sketch, wie schwierig es unter Umständen sein kann, das Nichtstun anderen, in diesem Fall der Ehefrau Berta, begreiflich zu machen. Immer wieder fragt sie ihn, was er denn tue (»nichts«), ob er denn nicht was tun wolle (»nein«), ob er nicht die Zeit nutzen und irgendwas tun wolle, was ihm Spaß macht (»Ich möchte hier sitzen.«).

Loriots Sketch wirkt wie ein Konzentrat der inzwischen zahlreich vorliegenden psychologischen und soziologischen Abhandlungen über ein großes Übel unserer Zeit: Die Hektik des Alltags macht es den meisten Menschen schier unmöglich, die Füße still zu halten und die Hände in den Schoß zu legen. Wahrscheinlich können sie sich besser in Berta einfühlen als in ihren tatenlosen Ehemann. Wie Berta empfinden sie Pausen oft schwer erträglich. Einfach so dasitzen? Das geht gar nicht! Sobald man es schafft, Ruhe zu geben, ruft das in der Regel prompt die inneren Antreiber auf den Plan, die wissen wollen: »Hast du deine To-do-Liste schon abgearbeitet?« Nichtstun macht nervös. Schließlich bekommen nur Leistende jenes Maß an Anerkennung, das ihnen das Gefühl gibt, wirklich vollwertige Mitglieder der erfolgsorientierten Gesellschaft zu sein. Aktivität ist hoch geschätzt, Passivität wird mit unproduktivem Stillstand assoziiert.

Doch weil immer mehr Menschen nicht mehr können, wird der Wert des Innehaltens zunehmend erkannt. Auch von Unternehmen, die um die Ressource Mensch bangen. Programme zur Stressreduktion gehören inzwischen zur Firmenkultur zumindest größerer Arbeitgeber. So verordnete beispielsweise der Chiphersteller Intel seinen Angestellten eine »Periode der Stille«: Jeden Dienstag sollten sie vier Stunden lang ihre Computer ausschalten und ein Schild »Bitte nicht stören« an ihre Bürotür hängen. Auf diese Weise sollte »Kreativzeit« gewonnen werden.

Ist es das, worum es geht? Reicht es aus, die Hamster im Laufrad zu regelmäßigen Pausen aufzufordern? Natürlich, falsch ist es nicht. Aber es hat doch einen faden Beigeschmack. Denn all die Maßnahmen zur Stressreduktion und zur Förderung der Gesundheit dienen in erster Linie der Erhaltung oder Wiederherstellung verloren gegangener Energien. Sobald man wieder Kraft getankt hat, kann es weitergehen ... Wirklich zur Ruhe kommt man allerdings wohl kaum, wenn man das regelmäßige Nichtstun wie eine weitere Aufgabe in den Terminkalender einträgt und es für die kreative Gedankenproduktion nutzen soll.

»Richtiges« Nichtstun bedeutet nicht, für eine mehr oder weniger lange Zeitspanne Abstand zum hektischen Tun zu finden, nur um dann noch besser, noch produktiver wieder loslegen zu können. Es bedeutet vielmehr, sich regelmäßig Auszeiten von der Fremdbestimmung zu nehmen und einen Freiraum zu kreieren, in dem man sich selbst begegnen kann: den auf der Strecke gebliebenen Wünschen, dem bislang Ungelebten, den verdrängten »Neins«. Wenn man lernt, regelmäßig nichts zu tun und einfach still zu sitzen, kommt man dem eigenen Wollen auf die Spur.

Ein eigensinniger subversiver Geist, der die ganz banale Ordnung des Alltags hinterfragt, wagt sich dann irgendwann einmal auch an größere Dinge und stellt immer häufiger die Frage nach dem eigenen Sinn: Will ich der Einladung der Kollegin folgen, liegt mir was an den Leuten, die ich dort treffen werde? Ist die nächste Karrierestufe wirklich sinnvoll oder wünsche ich mir nicht schon längst die Vier-Tage-Woche? Ist der Job wirklich so wichtig, dass ich jeden Tag zwei Stunden mit Pendeln vergeude? Muss ich tatsächlich diese teure Wohnung haben, nur um im angesagten Stadtteil zu wohnen? Bereichert mich ein Urlaub in der Karibik mehr als Ferien in den Bergen? Oder eine Woche auf Balkonien? Muss ich mich denn überhaupt einreihen in die große Schar der

Leute, die ständig auf Achse sind und selbst in der Freizeit keine Ruhe geben können, weil sie sich erholen müssen?

Fortgeschrittene Eigensinnige fragen sich deshalb vielleicht sogar, ob es für sie überhaupt noch sinnvoll ist, in Urlaub zu fahren. Möglicherweise stimmen sie dem Literatur- und Medienwissenschaftler Falko Löffler zu, der ein pfiffiges Buch geschrieben hat mit dem Titel *Bin ich blöd und fahr in Urlaub?* Statt in Urlaub zu fahren, so Löffler, sollten wir Stubenhocker werden und eine »Liebesbeziehung mit unserem Sofa« beginnen. Was zunächst nach Verweigerungshaltung und ungesundem Rückzug klingt, hat bei näherem Hinsehen seinen Reiz. Aus eigener Erfahrung weiß wohl jeder, dass stimmt, was der Autor schreibt: »Reisen und die andauernde Jagd nach Wellness kann ziemlich erschöpfend sein.« Zudem hält Löffler es überhaupt nicht für gesichert, dass der Urlaub das bringt, was man sich von ihm verspricht: Erholung. Die ist allenfalls kurzfristig. Kommt man danach wieder nach Hause, stellt man fest: »Alles beim Alten. Sie haben immer noch den gleichen Beruf, die gleichen Nachbarn, die gleichen Lebensumstände. Was Sie vor dem Urlaub genervt hat, nervt Sie immer noch.« Für Falko Löffler gibt es nur eine radikale Konsequenz: »Werden Sie Stubenhocker.« Das hat Vorteile: »Sie brauchen nicht ans andere Ende der Welt jetten, um die Seele baumeln zu lassen«, das geht auch zu Hause. Und zu Hause kann man sich darum kümmern, sein Leben in den Griff zu bekommen, »anstatt davor zu fliehen«.

Nicht nur man selbst profitiert vom Stubenhocken, auch die Umwelt. Denn ein Urlaubsflug nach Mallorca ist ebenso schädlich wie ein ganzes Jahr Auto fahren. Und Fernreisen tragen noch mehr zu Erhöhung des klimaschädlichen Gases Kohlendioxid (CO_2) bei. Das hat die Umweltorganisation *World Wildlife Fund* (WWF) errechnet. Dabei schlagen nicht nur die Flüge zu Buche, auch die Unterkunft am Urlaubsort.

Wer einen All-Inclusive-Urlaub bucht, denkt wahrscheinlich nicht darüber nach, was er damit an Ökokosten verursacht. Der Stromverbrauch einer solchen Anlage, die Unmengen an Nahrung, die herangeschafft und verarbeitet werden müssen, die vielen Freizeitangebote haben ebenfalls einen hohen CO_2-Ausstoß. Eine Überlegung mehr für Eigensinnige, ob sie überhaupt noch verreisen wollen und wenn doch, welche Reiseform ihrem Eigensinn gerecht wird.

Auch wenn der Vorschlag »bleib zu Hause« nicht für jeden attraktiv ist – hinter der Idee des »Stubenhockens« verbirgt sich ein tiefer Sinn. Sie bringt gut zum Ausdruck, wie wichtig das »Nichts-Tun« für die Erholung ist. Es bewirkt einen Schwebezustand, in dem unser Gehirn auf ganz besondere Weise aktiv werden kann. In diesem Zustand wird es möglich, das Wesentliche vom Unwesentlichen zu trennen; wir können uns mit Fragen und Wünschen befassen, die uns schon lange beschäftigen; wir können klären, was wir wirklich wollen. Wenn wir eine Zeitlang nichts tun, ruht die Fremdbestimmung, ein Möglichkeitsraum tut sich auf, in dem wir zu uns, zu unserem eigenen Sinn, finden können.

Und wem das noch nicht ausreicht, um sich fürs Nichtstun zu entscheiden – inzwischen liefern auch Neurologen und Kognitionswissenschaftler »harte« Argumente für das »Sinnlosen«. So zieht der Wissenschaftler Andrew Smart aus der aktuellen Hirnforschung dieses Fazit: »Auch wenn unser Geist für intensive Aktivitäten außerordentlich gut entwickelt ist, muss unser Gehirn, um normal funktionieren zu können, auch müßig sein, und das sogar sehr häufig.« Denn, so Smart weiter: »Kurzfristig zerstört starke Geschäftigkeit die Kreativität, die Selbsterkenntnis und das emotionale Wohlbefinden, und sie kann das Herz-Kreislauf-System schädigen.« Wenn Psychologen uns raten, durch regelmäßige Auszeiten einem möglichen Burn-out vorzubeugen, so hat Smart unser Gehirn im Blick, wenn er zu Nachmittagen im

Park oder faulenzen auf dem Sofa rät: Unsere »Assoziationen, Erinnerungen und Gedanken (brauchen) einen ruhenden Geist, um den Weg durch unser Gehirn zu finden und neue Verknüpfungen zu bilden.«

Wenn wir uns beklagen »Ich habe keine Zeit«, lohnt es sich also darüber nachzudenken, wo wir unsere Zeit lassen, mit was wir sie verbringen. Die Zeit vergeht nicht. Sie entsteht. Jeden Tag aufs Neue. Und jeden Tag können wir aufs Neue eigensinnig entscheiden, ob wir mitmachen im großen Hamsterrennen, ob wir uns als »zappelnde Nichtstuer«, wie Kurt Tucholsky einmal meinte, durch den Tag bewegen wollen oder ob wir uns nicht besser darauf konzentrieren, was wir wirklich tun wollen, was für uns einen Sinn ergibt. In großen, wie in kleinen Dingen. Es gibt also mehr als einen Grund, um sich eigensinnig die Entscheidungsfreiheit über die eigene Zeit zurückzuerobern. Und das bedeutet eben auch und vor allem: regelmäßig wie Gerhard Polt in die Luft starren, Nichtstun, »sinnlosen«.

EIGENSINNIG WERDEN

So gewinnen Sie die Entscheidungsfreiheit über die eigene Zeit zurück:

- Denken Sie nicht schon beim Aufwachen daran, was Sie alles an diesem vor Ihnen liegenden Tag erledigen müssen. Überlegen Sie stattdessen, was Sie an diesem Tag wirklich tun *wollen*.
- Stellen Sie eigensinnige Fragen wie:
  - Muss das jetzt wirklich sein?
  - Was passiert, wenn ich es nicht tue oder später erledige?
  - Muss ich immer erreichbar sein?
- Seien Sie subversiv. Weigern Sie sich, wenn der Wäschestapel Ihnen zuruft »Bügle mich!«. Stellen Sie sich taub, wenn der Nachbar über Ihre »arg hohe Gartenhecke« redet. Gönnen Sie sich ohne schlechtes Gewissen richtige Gammeltage, an denen Sie garantiert nichts erledigen.
- Lernen Sie das »Sinnlosen«, sprich: Lernen Sie, regelmäßig nichts zu tun.

»Ich habe immer Dinge gemacht, die mir sinnvoll erschienen sind. Wenn etwas für mich nicht verständlich war, habe ich es gelassen. (...) Manche haben mich für ziemlich unkonventionell gehalten – mir erschien mein Verhalten einfach nur richtig.«

Reinhard Tausch

»Mich stresst alles so«

Wie oft haben Sie in den vergangenen vier Wochen folgende Gedanken und Gefühle gehabt?

- Ich habe mich mehrmals über ein unvorhersehbares Ereignis aufgeregt.
- Ich hatte das Gefühl, wichtige Sachen in meinem Leben nicht im Griff zu haben.
- Ich fühlte mich in den letzten Wochen ziemlich nervös.
- Ich konnte schlecht schlafen.
- Ich hatte das Gefühl, dass die Dinge nicht richtig gut laufen.
- Ich hatte das Gefühl, meine Aufgaben nicht mehr bewältigen zu können.
- Ich musste mich oft über Dinge oder Menschen ärgern.

Wenn Sie diesen Aussagen mehrheitlich zustimmen, dann ist diese Schlussfolgerung wohl berechtigt: Sie fühlen sich gestresst und wünschen sich mehr Erholung und Ruhe.

Willkommen im Club! Diesen Wunsch teilen Sie mit der Mehrheit der Deutschen. Wie die Techniker Krankenkasse in ihrem Stressreport 2013 feststellt, ist für mehr als die Hälfte der Deutschen der Alltag stressig. 57 Prozent der von der Krankenkasse befragten 1000 Personen sagten, sie seien häufig oder manchmal im Stress. Frauen sind besonders betroffen: 63 Prozent von ihnen geben an, gestresst zu sein, von den Männern sind es 52 Prozent. Knapp ein Viertel der Frauen steht sogar unter Dauerdruck, bei den Männern ist es nur knapp ein Fünftel.

Auch der Gesundheitsreport 2014 der Deutschen Angestellten-Krankenkasse stellt eine hohe Stressbelastung vor allem in der Altersgruppe der 25- bis 40-Jährigen fest. Diese jungen Menschen sind in der »Rushhour« ihres Lebens, so der Report, sie müssen in dieser Lebensphase viele wichtige Entscheidungen fällen. Der Familiensoziologe Hans Bertram spricht von der »überforderten Generation«, die einem erheblichen ökonomischen Druck und einem hohen Leistungsstress ausgesetzt ist und zudem die Doppelbelastung Beruf und Familie weitgehend allein meistern muss.

Viele finden kaum noch aus dem Stress heraus. Sogar in der Freizeit gelingt es ihnen oft nicht, wirklich abzuschalten. Zunehmend werden Menschen sogar in arbeitsfreien Zeiten krank. Typisch sind die berühmten Kopfschmerzen am Wochenende, die Erkältung zu Ferienbeginn, die Herzprobleme beim Sonntagsspaziergang. Schätzungsweise eine Viertelmillion Deutsche kennt das Phänomen, dass sich ausgerechnet in der Freizeit körperliche Beschwerden einstellen. Betroffen sind vor allem vielbeschäftigte Menschen mit hoher Verantwortung. *Leisure sickness* nennen Wissenschaftler dieses Phänomen. Die Ursache dafür sehen sie im Dauerstress: Wer ständig unter Druck steht, mutet seinem Körper viel zu. Ein ständig erhöhter Blutdruck, ein zu hoher Ruhepuls, Magenprobleme und chronische Verspannungen sind Stressfolgen, die erst dann spürbar werden, wenn man mal lockerlassen kann. Das heißersehnte lange Wochenende, die mühsam freigeschaufelte Urlaubswoche sind längst kein ausreichendes Gegenmittel gegen den Stress mehr, so wie wir ihn heute mehrheitlich erleben.

Für die Weltgesundheitsorganisation ist Stress eines der größten Gesundheitsrisiken des 21. Jahrhunderts. Entsprechend stellt auch der Stressreport fest: Von den Befragten, die ihre Gesundheit als weniger gut oder gar schlecht einschätzen, zählt mit 35 Prozent mehr als jeder Dritte zu den stark

Gestressten. Stress hat auch Auswirkungen auf die Lebenszufriedenheit. »Von denen, die mit ihrem Lebensweg und den eigenen Entscheidungen vollauf zufrieden sind, geben nur 15 Prozent an, häufig unter Strom zu stehen. 52 Prozent aus dieser Gruppe bezeichnen sich als weitestgehend entspannt. Von denjenigen, die mit dem Verlauf ihres Lebens hadern, stehen 35 Prozent unter Dauerdruck und nur 23 Prozent haben einen niedrigen Stresslevel«, so der Stressreport.

Wenig überraschend sind die Ergebnisse des Berichts zu den Stressauslösern. Ganz oben auf der Liste der Stressfaktoren stehen Beruf, Schule oder Studium. Auffällig aber ist dieser Befund: Auch die eigenen hohen Erwartungen sind ein enormer Stressfaktor. Vor allem Frauen setzen sich selbst unter Druck, wie die Daten des Reports belegen: »Mit 48 Prozent liegen die eigenen Ansprüche bei den Frauen auf Platz eins der Stressfaktoren. Bei den Männern steht der eigene Anspruch nur bei jedem dritten weit oben.« Fazit der Techniker Krankenkasse: »Nicht immer sind äußere Umstände die Ursache für die Anspannung, oft ist es auch eine Frage der inneren Einstellung.«

Da drängt sich die Frage auf: Vielleicht lässt sich der Wunsch nach weniger Stress und mehr Ruhe und Gelassenheit am besten erfüllen, wenn wir eine Einstellungsänderung vornehmen? Verhält es sich mit dem Stress wie mit dem Zeitmangel? Werden wir besser mit ihm fertig, wenn wir ihn eigensinnig hinterfragen und eine andere Haltung dazu entwickeln könnten?

Diese Fragen lassen sich klar mit »Ja« beantworten. Denn neue Studien zeigen einen klaren Zusammenhang zwischen unserer Einstellung zum Stress und seinen schädlichen Auswirkungen: In einer US-amerikanischen Studie wurden fast 30 000 Menschen gefragt, wieviel Stress sie im letzten Jahr erlebt hatten und ob sie glauben, dass ihnen dies geschadet habe. Nach Ablauf von neun Jahren wollten die Forscher wissen, wie viele von den Befragten inzwischen verstorben waren und stellten fest: Diejenigen, die vor Jahren angegeben hatten, unter starkem Stress zu stehen und die der Meinung waren, dass Stress gesundheitsschädlich ist, hatten ein um 43 Prozent höheres Risiko zu sterben als jene, die bei der ersten Befragung die Auswirkungen von Stress auf die Gesundheit als weniger dramatisch bewertet hatten. Wer zum Zeitpunkt der ersten Befragung ebenfalls angab, unter Stress zu stehen, aber nicht fürchtete, dass seine Gesundheit deshalb gefährdet war, hatte ein deutlich niedrigeres Sterberisiko.

Zu einem ähnlichen Ergebnis kamen britische Wissenschaftler: Sie stellten fest, dass Menschen, die ihren Stress als gesundheitsschädlich bewerteten, im Verlauf von 18 Jahren mit einer um 50 Prozent größeren Wahrscheinlichkeit einen Herzinfarkt erlitten – unabhängig davon, wie stressig ihr Leben nach ihrem Empfinden tatsächlich war.

Diese Studien zeigen, dass die Einstellung, die wir Stresssituationen gegenüber einnehmen, einen großen Einfluss darauf hat, ob und wie stark Belastungen uns schaden. Haben wir den Eindruck, dass wir den Stress nicht bewältigen können, dass er uns über den Kopf wächst, dass er unsere Gesundheit gefährdet, dann sorgt das Stresshormon Kortisol dafür, dass der Körper in einen Alarmzustand (»Flüchten oder Kämpfen!«) versetzt wird. Das ist eine hilfreiche Reaktion, wenn wirklich Gefahr in Verzug ist. Wir sind heute aber oftmals wegen Situationen gestresst, die gar keine reale Bedrohung darstellen. Oder, wie der österreichische Schriftsteller Roland Düringer es ausdrückt: »Säbelzahntiger sind ausgestorben.« Anders als unsere frühen Vorfahren müssen wir heute nicht ständig damit rechnen, von wilden Tieren angefallen zu werden. Allerdings haben wir uns moderne Säbelzahntiger geschaffen, meint Düringer, und zählt dazu vor allem »all die falschen Werte, die wir im Kopf haben«.

Ein moderner Säbelzahntiger ist für ihn zum Beispiel dieses weit verbreitete Phänomen: »Dass wir uns darüber Gedanken machen, was die anderen über uns denken.«

Den Stress herbeidenken

Gert Kaluza, Psychotherapeut und Leiter des GMK-Instituts für Gesundheitspsychologie in Marburg, hat beschrieben, durch welche Gedanken wir die modernen Säbelzahntiger erschaffen, welche Muster unseren Stresspegel garantiert in die Höhe treiben:

Verleugnung:
Sie stehen im Stau. Trotz Termins müssen Sie beim Arzt lange warten. Sie haben im Parkhaus mit Ihrem Auto einen Pfeiler geschrammt. Im Job ist Ihnen ein peinlicher Fehler unterlaufen. Was geht Ihnen in solchen Situationen durch den Kopf? Denken Sie jetzt bloß nicht »Das kann passieren« oder »Das ist doch nicht so schlimm«. Solche Gedanken sind der Feind des Stresses. Wenn Sie den Druck, der auf Ihnen lastet, vermehren wollen, martern Sie sich besser mit Selbstvorwürfen wie »Das darf doch nicht wahr sein, das kann doch nur mir passieren, das gibt es doch gar nicht!« Das Problem bei diesen Gedanken ist: Sie machen erst recht Ärger und erhöhen den Stress.

Verallgemeinerung:
Mit dieser Strategie können Sie sich garantiert den Tag verderben. Sie ist immer dann besonders erfolgreich, wenn Ihnen etwas misslungen ist und Sie dann den Wald vor lauter Bäumen nicht mehr sehen. Die Strategie ist ganz einfach: Sie müssen nur eine einzelne negative Situation verallgemeinern. Wurde zum Beispiel eine Arbeit von Ihnen kritisiert, ist

es ganz im Sinne der Stressbelastung, wenn Sie denken: »Mir gelingt doch nie etwas.« Oder eine Freundin hat Sie nicht zum Geburtstag eingeladen – dann könnten Sie mit dem Satz »Ich bin einfach nicht beliebt« für eine Ausschüttung von Stresshormonen in Ihrem Körper sorgen.

Pessimismus:
Eine wichtige Aufgabe muss bewältigt werden. Erinnern Sie sich möglichst nicht an frühere Aufgaben, die Sie erfolgreich gemeistert haben. Das würde Ihren Stress verringern. Malen Sie sich besser stattdessen in den schwärzesten Farben aus, was alles passieren kann. Sie werden in der Prüfung den Stoff nicht parat haben, Sie werden Ihre Zuhörer mit Ihrem Vortrag langweiligen, Sie werden das Vorstellungsgespräch durch Unsicherheit vermasseln. Denken Sie nicht an Ihre Kompetenzen, sondern phantasieren Sie über all die Eventualitäten, die eintreten könnten. Der Lohn dieser Mühe: intensive Stressgefühle und körperliche Stressreaktionen.

Personalisieren:
Warum grüßt der Nachbar nicht? Weshalb lässt der Freund nichts von sich hören? Warum gibt die Vorgesetzte immer Ihnen so viel Arbeit? Na klar, weil all diese Menschen Ihnen einen Stein in den Weg legen und Ihnen das Leben schwermachen wollen. Stressgefühle stellen sich garantiert ein, wenn Sie die Widrigkeiten des Lebens persönlich und sich in die Pflicht nehmen, sobald etwas Unangenehmes passiert. Würden Sie dagegen andere Gründe finden – der Nachbar hat einfach schlechte Laune, der Freund ist in Urlaub, die Chefin schätzt Sie besonders – würde das der Stressreaktion einen Dämpfer versetzen.

Diese Aufzählung von stressfördernden Denk- und Verhaltensweisen zeigt deutlich: Es hängt in großem Maß von unserer Einstellung und unserem Umgang mit Stresssituationen ab, wie stark beansprucht wir uns fühlen und wie wir den Stress in unserem Leben meistern. Es sind negative Gedanken, die uns zusätzlich zu der eigentlichen Stressquelle zu schaffen machen, Gedanken, die nicht sonderlich hilfreich bei der Bewältigung des stressigen Alltags sind. Denn sie sorgen dafür, dass wir von unserem hohen Anspannungsniveau oft nur schwer herunterkommen. Anders als unsere Vorfahren, die durchatmeten, sobald der Tiger verschwunden war, bleiben wir häufig im Kampf- oder Fluchtmodus gefangen. Unser vegetatives Nervensystem ist dauerhaft auf Gefahr eingestellt. Die Folgen: hoher Blutdruck, erhöhte Herzschlagrate, verstärkte Ausschüttung von Insulin. Der Verdauungsprozess wird unterbrochen, damit der Körper mehr Energie in die Muskeln abgeben kann. Das Kampf- und Fluchthormon Epinephrin (Adrenalin) wird ausgeschüttet. Die Frühmenschen brauchten diese körpereigenen Drogen, sie erhöhten die Wachsamkeit und dämpften den Schmerz, wenn der Tiger doch mal zubiss. Das war sinnvoll. Doch wir Büromenschen benötigen diesen Hormoncocktail heute in der Regel nicht mehr, für uns wird er zum Gift: Er macht uns nervös, erschöpft und missgelaunt, er lässt uns schlecht schlafen, zu viel essen und zu viel trinken. Wollen wir den Stress in seine Schranken weisen, dann geht es zu allererst darum, die modernen Säbelzahntiger als ungefährlich zu entlarven.

Zwei Menschen können in der gleichen Situation sein, aber ihre Stressreaktion kann sehr unterschiedlich ausfallen. Was den einen auf die Palme bringt, lässt den anderen relativ kalt. Der entscheidende Unterschied liegt in der Bewertung des Stressors, und die hängt ab vom Selbstbild dessen, der den Stress erlebt. Eine Stresssituation wird erst durch die Gedanken, die wir damit verbinden, so richtig stressig und kann eine chronische Belastungsreaktion zur Folge haben.

Wie schon der Philosoph Epiktet feststellte: »Nicht die Dinge selbst beunruhigen die Menschen, sondern die Vorstellungen und Meinungen von den Dingen.« Anders ausgedrückt: Nicht der Beinaheunfall, nicht die Kritik des Chefs, nicht die schlechte Laune des Partners produziert den gefährlichen Stress, sondern die Art und Weise, wie wir das Geschehen interpretieren.

Warum unsere Gedanken zu körperlichen oder psychischen Beschwerden führen können, erklären Studien aus dem Bereich der Psychoneuroimmunologie (PNI), welche sich mit der sogenannten *Mind-Body-Connection*, der Verbindung zwischen Körper und Psyche, beschäftigt. Die Erkenntnisse dieser Forschungsrichtung lassen keinen Zweifel daran: Der Körper reagiert auf das, was im *Gehirn* vor sich geht; er reagiert nicht auf das, was in der Umwelt vor sich geht.

Warum Stress uns krank machen kann

Das Immunsystem ist ein komplexes Netzwerk von Zellen und Organen, das uns vor Bakterien und Viren schützt, fremde Zellen und fremdes Gewebe abstößt und Tumorzellen, die der Körper produziert, zerstört. Diese körpereigene Armee ist sehr komplex aufgebaut. Verschiedene Organe und Gewebe arbeiten im Kampf gegen Krankheiten zusammen oder erfüllen jeweils spezielle Aufgaben. Zum Immunsystem gehören die Thymusdrüse (befindet sich hinter dem Brustbein) und die Milz, Gewebe wie Knochenmark, Lymphknoten, Mandeln und das lymphatische Gewebe des Darms. Immunzellen befinden sich in fast allen Geweben des Körpers.

Das Immunsystem ist aber nicht nur ein Wohltäter. Es kann sich auch gegen den Körper wenden und körpereigenes Gewebe angreifen – in diesen Fällen spricht man von Autoimmunkrankheiten. Dazu gehören beispielsweise Diabetes des Typs 1, multiple Sklerose und rheumatische Arthritis.

Die lange vorherrschende Annahme, das Immunsystem funktioniere autonom und unabhängig vom Zentralnervensystem, gilt als überholt. Längst ist klar, dass das Immunsystem keine Welt für sich ist, sondern von kognitiven Vorgängen beeinflusst werden kann.

Umgekehrt kommuniziert auch das Immunsystem mit dem Gehirn. Die Mind-Body-Connection ist keine Einbahnstraße, wie Forscher am Beispiel einer Infektionskrankheit aufzeigen. Dringt ein Virus ins System ein, dann lösen Signale des Gehirns, vor allem des Hypothalamus, typische Krankheitsreaktionen des Körpers aus: Fieber, Appetitmangel, Inaktivität, Freisetzung von Stresshormonen. Doch woher »weiß« das Gehirn, dass eine Infektion im Körper ist? PNI-Forscher haben herausgefunden, dass bestimmte Moleküle, die sogenannten Cytokine, aktiv werden, sobald wir uns eine Infektion eingefangen haben. Cytokine sind wichtige Mediatoren der Immunreaktion, sie sind es, die Entzündungen verursachen und das Gehirn veranlassen, die Krankheitsreaktion auszulösen. Wird die Aktivität der Cytokine unterbunden – so geschehen in Tierversuchen –, dann bleibt diese Reaktion aus. Im umgekehrten Fall, wenn Cytokine künstlich dem Gehirn zugeführt werden, zeigen die Tiere typische Anzeichen für eine Infektion, obwohl sie gar nicht krank sind.

Cytokine sind aber nicht nur im Fall von körperlicher Krankheit nachweisbar, sondern auch dann, wenn die Psyche unter Druck gerät. Wissenschaftler konnten in Tierversuchen nachweisen, dass Tiere, die durch soziale Isolation oder Elektroschocks in einen Stresszustand versetzt werden, mit einem massiven Anstieg von entzündungsfördernden Cytokinen reagieren und ähnliche Symptome zeigen wie Tiere, die an einer Infektion leiden. Die Tiere waren nach einer Stressattacke körperlich krank. Sie zeigten alle Reaktionen, die auch nach einer Infektion auftreten. Die gleichen Merkmale der Krankheitsreaktion – Appetitlosigkeit, mangelndes Interesse, Energieverlust, Schmerzempfindlichkeit, Abnahme von sexuellem Interesse, Depression – sind sowohl bei Virusattacken als auch bei Stress zu beobachten.

In einer Meta-Analyse von über 176 Studien konnten Forscher bestätigen, dass negative Emotionen und Stress direkt die Produktion von entzündungsfördernden Cytokinen stimulieren. Dadurch könnten kardiovaskuläre Erkrankungen, Osteoporose, Arthritis, Typ-2-Diabetes, verschiedene Krebsarten, Alzheimer und Erschöpfung ausgelöst werden.

Wie wir Stresssituationen subjektiv erleben, hat also einen direkten Einfluss auf unsere Gesundheit, unsere Immunabwehr. Das heißt, es ist von großer Bedeutung, was wir aus dem machen, was uns widerfährt. Wir haben es zu einem nicht unerheblichen Maß in der Hand, ob wir uns gestresst fühlen, wie stark wir uns gestresst fühlen und ob wir gesund bleiben oder krank werden. Handeln und denken wir immunstärkend, dankt uns dies unser Körper mit Gesundheit und Wohlbefinden.

Wie aber können wir lernen, immunstärkend zu denken? Was ist damit konkret gemeint? Hier kommt wieder der Eigensinn ins Spiel.

DAS PRINZIP EIGENSINN:
Alles weniger wichtig nehmen

Stress entsteht vor allem dort, wo uns die Kontrolle über die Dinge zu entgleiten droht. Nicht eine hohe Arbeitsbelastung, auch nicht Krisen oder Konflikte setzen uns unter Druck, sondern das Gefühl, nicht mehr Herr oder Frau des Geschehens zu sein und eine Situation nicht mehr steuern und beeinflussen zu können. Der Großteil des Stresses, mit dem wir im Alltag konfrontiert sind, macht uns vor allem psychisch zu schaffen: harte und ungerechte Kritik, finanzielle Schwierigkeiten, Beziehungsprobleme, Ärger mit dem Vorgesetzten oder mit Kollegen, eine Krankheit – diese Sorgen sind langfristig eine Gefahr für die körperliche Gesundheit, aber zunächst nehmen sie die Psyche als Geisel und wirbeln Gedanken und Gefühle durcheinander. Sorgen funktionieren wie eine Endlos-Tonbandschleife im Kopf, sie versetzen uns in einen Zustand mentaler Anspannung und beeinträchtigen die Konzentrationsfähigkeit. Aus dieser emotionalen Geiselhaft, in der uns die Sorgen festhalten, können wir uns durch Eigensinn befreien – und verhindern, dass zum unvermeidlichen Alltagsstress noch unnötiger, selbstgemachter Stress hinzukommt.

Der schottische Arzt und Autor David Weeks untersuchte bereits in den 1980er Jahren Menschen, die durch ihr Verhalten als »exzentrisch« eingestuft werden konnten. Er unterzog sie diversen Tests, führte mit ihnen lange Interviews und kam zu dem Ergebnis: Exzentrische Menschen sind unangepasst, kreativ, neugierig, eigensinnig. Sie sind »überzeugt, selbst richtig zu liegen und dass der Rest der Welt aus dem Tritt geraten ist«, so Weeks. Ein weiteres wichtiges Merkmal: Exzentriker gehen nicht in Konkurrenz mit anderen und sind auch nicht »sonderlich interessiert an den Ansichten oder der Gesellschaft anderer«, erklärt der Mediziner.

Neben diesen und vielen anderen Aspekten stellte Weeks in seiner Untersuchung fest, dass Exzentriker gesünder sind und länger leben als weniger eigenwillige Menschen.

»Im Durchschnitt konsultieren die Exzentriker unserer Studie alle acht Jahre einmal einen Arzt, das ist weit weniger als bei der Allgemeinbevölkerung.« Als Erklärung für die robuste Gesundheit der Unangepassten führt David Weeks »weniger Stress« an. Weil diese Menschen nicht so viel (oder gar nicht) darüber nachdenken, was andere tun oder denken oder was sie von ihnen denken könnten, fühlen sie sich weniger unter Druck. Exzentriker reagieren weniger empfindlich auf Stressereignisse, weil sie diesen wenig Bedeutung beimessen. Sie verspüren weniger Zwang zur Anpassung, fragen sich nicht: »Habe ich mich blamiert?« oder »Bin ich gut genug?«. Sie setzen sich selbst weniger unter Druck, ihr Immunsystem hat deshalb auch weniger zu tun. Ein gewisses Maß an Exzentrik oder Eigensinn ist also ein hervorragendes Mittel, damit chronischer Stress erst gar nicht entstehen kann.

David Weeks ist überzeugt davon, dass die der Exzentrik innewohnenden Energien richtungsweisend für unser Leben sein können. Im Privatleben wie im Beruf sollten wir den Exzentriker in uns entdecken und zum Leben erwecken. Denn schließlich, so Weeks, möchten wir doch alle gerne gelassen durchs Leben gehen. Die Exzentrik liefert hierfür ein einfaches Rezept: »Wer nicht mehr Angst vor dem Belächeltwerden haben muss, der ist selbst schneller dabei, zu lächeln und andere auch zu motivieren, ihm auf frischen Pfaden zu folgen«, meint Weeks. »Das heißt nicht, dass wir alle Exzentriker werden sollen. Doch eine Prise Anderssein täte uns allen gut.«

Eine Prise Anderssein und sich nicht ständig mit anderen vergleichen und mit ihnen konkurrieren, das sind auch für den bulgarischen Medizinprofessor Argir Chadzsichristev wichtige Voraussetzungen, um stressfreier durchs Leben zu gehen. Der Mediziner kam zu dieser Erkenntnis, als er das Geheimnis 100-Jähriger erforschte. Sein Fazit aus seinen Studien mit diesen sehr alten Menschen: »Wer nicht besser leben will als sein Nachbar, wer nicht immer mehr und immer mehr haben will, der lebt ohne Konkurrenz und folglich ohne Stress.«

Dass innere Unabhängigkeit von anderen und der Verzicht auf soziale Vergleiche das Immunsystem stärken und das

Leben verlängern können, bestätigte vor einiger Zeit auch das *Deutsche Ärzteblatt*. Unter dem Titel »Wie wird man über 100 Jahre alt?« fasst die Zeitung den gemeinsamen Nenner der neueren Altersforschung zusammen: »Menschen mit einem Alter von mehr als hundert Lebensjahren sind aktive Menschen, die ihrer Umwelt gegenüber entspannt, selbstbewusst und eher dominant auftreten.« Das heißt, diese sehr alt gewordenen Menschen hatten schon immer einen eigenen Kopf, sie beherrschten bis ins hohe Alter hinein die »Kunst des Eigensinns« und blieben dadurch gesund. Übrigens: Der Wegbereiter der Gesprächstherapie und Professor für Psychologie Reinhard Tausch, von dem das Zitat zu Beginn dieses Kapitels stammt, starb 2013 im Alter von 92 Jahren.

So leben, dass es für einen selbst richtig und sinnvoll ist. Und sich nicht zu viele Gedanken um andere machen: Das ist ein hervorragender Schutzschild, um schädlichen Stress abzuwehren. Fehlt dieser Schutzschild, schwächt das die seelische und körperliche Stabilität und Gesundheit. Der 1994 verstorbene Medizinsoziologe Aaron Antonovsky hat schon Ende der 1970er Jahre festgestellt: »Stark stressbelastete Personen mit einem Mangel an Widerstandsressourcen erkranken.« Ihn interessierte, warum manche Menschen selbst in sehr belastenden Stresssituationen gesund bleiben, welche Ressourcen sie schützen. Das Ergebnis seiner Forschungen veröffentlichte er in seinem 1987 erschienenen Buch *How people manage stress and stay well* (Wie Menschen Stress managen und gesund bleiben): Es ist ein *sense of coherence*, so Antonovsky, das es Menschen ermöglicht, auch unter stressigen Bedingungen seelisch und körperlich gesund zu bleiben. Dieses Kohärenzgefühl, das einen Sinn für die Zusammenhänge vermittelt, setzt sich aus drei Komponenten zusammen:

- Verstehbarkeit: »Ich kann mir das, was passiert ist und wie sich andere Menschen verhalten, erklären.«
- Handhabbarkeit und Kontrolle: »Ich habe das Gefühl, dass ich auf Situationen und Menschen Einfluss nehme, ich kann etwas bewirken.«
- Bedeutsamkeit: »Was ich tue, hat einen Sinn, die Mühe lohnt sich für mich.«

Von »Eigensinn« sprach Antonovsky nicht explizit. Aber in den Punkten »Handhabbarkeit« und »Bedeutsamkeit« ist der eigene Sinn zweifelsfrei mit angesprochen. Wer das Gefühl hat, Einfluss nehmen, etwas bewirken, und selbst belastenden, schwierigen Situationen einen eigenen Sinn abgewinnen zu können, bringt die notwendigen Voraussetzungen mit, um unter den unvermeidlichen Belastungen des Alltags nicht einzuknicken. Eigensinnige Menschen wissen meist genau, warum sie etwas tun oder nicht tun. Sie kommen nicht in die Gefahr, handeln zu müssen, ohne zu wissen, ob sich die Mühe lohnt und wozu ihr Einsatz gut ist.

Gestresste Menschen, die sich in ihrer Meinung und in ihren Handlungen an anderen orientieren und keinen eigenen Sinn in der belastenden Situation erkennen können, geraten früher oder später in eine hilflose Situation: Sie haben nicht das Gefühl, dass sie aus eigener Kraft etwas bewirken können. Ihnen fehlt das Kohärenzgefühl, man kann auch sagen: ihnen fehlt es an Eigensinn.

Eigensinnige sind selbstwirksam

Auch Eigensinnige erleben Stress, auch sie können ihn nicht vermeiden. Aber sie gehen anders damit um – nämlich selbstwirksam. Selbstwirksamkeit ist das, was im Kohärenzkonzept von Antonovsky als »Handhabbarkeit und Kontrolle« bezeichnet wird. Menschen, die selbstwirksam denken und handeln, beantworten die Frage »Kann ich mit der Situation angemessen umgehen, habe ich ausreichend Kompetenzen, traue ich mir die Lösung und Bewältigung der Situation zu?« positiv und erleben daher die jeweilige Herausforderung als weniger stressig als derjenige, der hilflos denkt: »Das schaff ich nicht!« Selbstwirksamkeit ist die wichtige Fähigkeit, sich selbst für so kompetent und fähig zu halten, dass man Einfluss auf Geschehnisse nehmen kann.

Das Konzept Selbstwirksamkeit wurde von dem Psychologen Albert Bandura entwickelt. Wer diese Eigenschaft besitzt, der glaubt daran, seine Ziele aus eigener Kraft erreichen und Situationen durch eigenes Handeln beeinflussen zu können. Das Ausmaß der Selbstwirksamkeit beeinflusst, wie motiviert und überzeugt man an Aufgaben und Herausforderungen herangeht. Menschen mit einer hohen Selbstwirksamkeit nähern sich einem Problem oder einer schwierigen Aufgabe mit Optimismus. Sie versinken nicht in Hoffnungs- und Hilflosigkeit, sondern sind überzeugt, dass sie sowohl Dinge in der äußeren Welt beeinflussen (externale Selbstwirksamkeit) als auch ihre innere Welt, ihre Gefühle, kontrollieren können (internale Selbstwirksamkeit).

Für den Medizinsoziologen Leonard Pearlin ist Selbstwirksamkeit, er spricht von »Beherrschbarkeit«, aus zwei Gründen von großer Wichtigkeit: Wer glaubt, sein Leben und die Lebensumstände unter Kontrolle zu haben, geht grundsätzlich zuversichtlicher durch den Tag als jemand, der immer mit dem Schlimmsten rechnet. Und wenn eine Person daran glaubt, dass sie auch mit schwierigen Situationen fertig werden kann, dann wird sie Herausforderungen tatsächlich unbeschadeter überstehen als jemand, der von sich selbst in dieser Hinsicht weniger erwartet. Wenn sich Probleme oder Widerstände auftun, dann ist ein selbstwirksamer Mensch überzeugt, Lösungen zu finden und sich durchsetzen zu können. Er glaubt an seine Kompetenz. Ein gutes Beispiel für den Glauben an die eigene Wirksamkeit ist eine Anekdote, die über die Popsängerin Madonna erzählt wird: Als sie erfuhr, dass Regisseur Alan Parker sie bei der Vergabe der Titelrolle des Films Evita übergehen wollte, schrieb sie ihm einen eigensinnigen Brief. Darin erklärte sie ihm ausführlich, warum nur sie diese Rolle spielen könne, welche Begabungen und Fähigkeiten sie mitbringe und was sie anderen Bewerberinnen voraus habe. Bekanntlich zeigte dieser Brief Wirkung: Sie bekam die Rolle.

Studien belegen, dass Menschen mit einem starken Glauben an die eigene Kompetenz nicht nur einen längeren Atem bei der Bewältigung von Herausforderungen haben, sondern auch seltener an Ängsten oder Depressionen leiden. Fehlt es einem Menschen dagegen an Selbstwirksamkeit, dann fehlt auch der realistische Blick auf die eigenen Kompetenzen. Er ist dann verstellt durch Rücksichtnahmen, falsche Bescheidenheit, Selbstzweifel und viele psychische Hindernisse mehr.

Eigensinnige nehmen nicht alles persönlich

Eigensinnige Menschen, so haben neuere Forschungen festgestellt, neigen nicht dazu, ständig über sich nachzudenken und zu reflektieren. Sie vermeiden so, dass sich negative Erfahrungen oder stressige Momente durch ständige Grübelei verfestigen und verschlimmern. Der amerikanische Psychologe Ethan Kross hat in seinen Studien bestätigen können: Menschen, denen es gelingt, einen Schritt zurückzutreten und sich selbst aus der Distanz zu betrachten, werden mit Niederlagen besser fertig als andere. Sie bleiben nicht in einer stressfördernden Negativität gefangen. Kross verdeutlicht dies an folgendem Beispiel: Ein Mann, Tom, schwärmt für eine Frau. Endlich fasst er sich ein Herz und spricht sie an.

Sie aber erteilt ihm kalt eine Abfuhr. Tom erlebt nun diese Schmach immer wieder, er spielt die demütigende Szene in Gedanken ständig durch und spürt alle damit verbundenen unangenehmen Gefühle immer wieder. Er fühlt sich beleidigt, verraten, gedemütigt, verletzt.

Toms Haltung nennt Ethan Kross »ich-versunken«. Wäre er dagegen in der Lage, einen Schritt zurückzutreten und sich – zum Beispiel – aus der Perspektive einer Fliege an der Wand zu sehen, könnte er einen anderen, entspannteren Blick auf die Situation bekommen. Er wäre nicht mehr »ich-versunken«, sondern auf gesunde Weise »ich-distanziert«. Er würde sich nicht selbstquälerisch fragen »Wie fühle ich mich?«, sondern könnte seine Opferrolle verlassen, indem er sich fragt: »Was ist passiert? Wie kam es dazu? Was kann ich daraus lernen?« Wenn Tom das gelänge, würde er sich nicht nur psychisch, sondern auch physisch besser fühlen. Die Distanzierung vom eigenen Erleben stärkt die Fähigkeit, mit Stress besser fertig zu werden.

Eigensinnige grübeln nicht. Sie bleiben an der Stresssituation gedanklich nicht »kleben«. Sie machen sich nicht noch zusätzlich Stress, indem sie beispielsweise ihre Ansprüche an sich selbst erhöhen. Sie denken nicht »Ich sollte aber, ich müsste, das darf mir nicht passieren«, und sie erwarten auch nicht von sich, alles unter Kontrolle haben zu müssen. Wenn Schwierigkeiten auftauchen, betrachten sie diese als Herausforderung, die sie bewältigen können. Gedanken wie »Welche Probleme habe ich in meinem Leben schon gelöst?«, »Wo war ich erfolgreich?« erinnern den eigensinnigen Menschen an seine Kompetenzen.

Eigensinnige haben einen selbstfreundlichen Erklärungsstil

Wenn sie unter Stress geraten, wenn etwas Unvorhergesehenes oder gar Erschütterndes passiert, lassen sie sich nicht durch falsches Denken in die Irre führen. Sie neigen nicht dazu, sich in der »kognitiven Triade der Depression« zu verfangen, wie es Aaron Beck, der Begründer der Kognitiven Verhaltenstherapie, genannt hat. Das heißt: sie personalisieren nicht, sie generalisieren nicht, sie katastrophisieren nicht. Sie glauben nicht, dass sie selbst das Problem verursacht haben, dass es andauern wird und unveränderbar ist und dass auch andere Bereiche ihres Lebens davon betroffen sein werden. Sie werten die belastende Situation, in die sie geraten sind, nicht als persönliches Versagen und glauben auch nicht, dass es an ihren mangelnden Fähigkeiten liegt und dass sie auch in Zukunft vom Pech verfolgt sein werden. Setzen Menschen, denen es an Eigensinn mangelt, zum Beispiel ein berufliches Projekt in den Sand, klagen sie sich möglicherweise selbst an: »Das war eine dumme Idee von mir. Ich war ein Idiot zu denken, dass ich etwas aus meinem Leben machen kann. Mir wird nie wieder etwas gelingen.« Eigensinnige Menschen kommen nicht so schnell auf die Idee, sich dermaßen wenig wertschätzend zu behandeln. Sie gehen freundlich und verständnisvoll mit sich um und haben einen optimistischeren Erklärungsstil. Im Fall eines gescheiterten beruflichen Projektes würden sie wahrscheinlich denken: »Die Idee war gut. Es war Pech, dass in der Nähe ein ähnlicher Laden aufgemacht hat. Ich werde es an anderer Stelle noch einmal versuchen.«

Eigensinnige neigen nicht zu Schwarzweißdenken. Sie schaffen es, in Stresssituationen die Aufmerksamkeit auf das zu richten, was funktioniert. Auch katastrophisieren sie nicht, sondern stellen sich vor, wie es sein wird, wenn die Situation gemeistert und vorüber ist. Hilfreich sind für sie Fragen wie: »Was wird im schlimmsten Fall passieren?« Und: »Wie schlimm ist das Schlimmste für mich?«

Eigensinnige wollen es nicht allen recht machen, sie setzen ihre eigenen Prioritäten, kümmern sich zunächst um ihre eigenen Angelegenheiten und dann erst um die anderer.

So finden sie die für sie richtige Balance und geraten nicht so leicht unter Zeitdruck. Eigensinnige Menschen wissen: Wenn sie für sich selbst einstehen und nach Möglichkeit nur das tun, was sie wirklich tun wollen, dann hält sich ihr Stress in Grenzen und der Ärger, ausgenutzt zu werden, stellt sich erst gar nicht ein.

Eigensinnige Menschen fühlen sich nicht als Opfer
Es ist verständlich, angesichts einer schweren Krise oder scheinbar unlösbarer Probleme den Kopf in den Sand zu stecken und zu resignieren. Eigensinnige Menschen widerstehen dieser Versuchung. Sie reagieren nicht passiv, sondern versuchen, Kontrolle über die Situation zu bekommen, indem sie zum Beispiel eine Bestandsaufnahme der Situation machen und Antworten auf drängende Fragen suchen: Worin liegt die Herausforderung? Wie groß sind die Belastungen? Welche Handlungsmöglichkeiten habe ich? Was kann ich selbst verändern? Eigensinnige Menschen ergreifen in schwierigen Situationen die Initiative. Sie lassen sich nicht vom Geschehen lähmen.

Eigensinnige bewahren sich den Blick für das Gute
In Stress- und Krisensituationen stellt sich Betroffenen automatisch die Frage: »Wie kann ich damit fertig werden, wie kann ich das überstehen?« Die Gefahr dabei ist, dass man nur noch die Krise sieht. Die Frage: »Was ist noch gut in und an meinem Leben, worauf kann ich zählen, was ist mir geblieben?«, stellt sich dann oft nicht. Wenn man eine bestimmte Situation im Leben verallgemeinert, identifiziert man sich mit der Krise und ist nicht mehr in der Lage, das große Ganze zu sehen. All jene Aspekte, die vom Geschehenen unberührt geblieben sind, verliert man dann aus dem Auge. Eigensinnigen Menschen gelingt es, trotz aller Belastungen auch noch das Gute zu erkennen und es zur Bewälti-

gung der Krise zu nutzen. Sie sagen: »Ich habe zwar meinen Job verloren, aber ich bin gesund und kann mich auf meine Freunde verlassen.« Oder: »Mein Partner hat mich verlassen, aber ich habe immer noch mich, meine Fähigkeiten und meine Interessen.«

Eigensinnige Menschen finden auch in Krisen und extremen Stresssituationen einen eigenen Sinn

Nach Viktor Frankl, dem Begründer der Logotherapie, der die Schrecken der Konzentrationslager überlebte, gibt es drei »Hauptstraßen zum Sinn«: Erstens, bewusst Natur oder andere Menschen zu erleben, sie in ihrer Einmaligkeit und Einzigartigkeit Tag für Tag wahrzunehmen und jeden Tag, den man leben darf, als Geschenk zu begreifen. Zweitens wird das Leben sinnvoll, wenn es gelingt, sich einer Aufgabe völlig hinzugeben, sich einer Tätigkeit mit Freude und Kreativität zu widmen. Und drittens können Menschen einen Sinn selbst in Tragödien finden, wenn sie hinnehmen, was nicht zu ändern ist. Anpassung an das, was das Leben bereithält – das Gute wie das Schlimme –, ist die Herausforderung, mit der alle Menschen zu irgendeinem Zeitpunkt ihres Lebens konfrontiert sind. Rückschläge, Tragödien und Enttäuschungen bleiben nicht aus, oder – um es mit dem Soziologen Bruno Hildenbrand zu formulieren: »Seit der Vertreibung des Menschen aus dem Paradies stellt die Krise und nicht die Routine den Normalfall menschlichen Lebens dar.« Eigensinnige Menschen sind sich dessen bewusst. Sie blicken nach vorne und können für sich einen Sinn im Weitermachen entdecken.

EIGENSINNIG WERDEN

Eigensinn ist eine wirksame Stressbremse. Wenn Sie eigensinnig sind, dann

- interessiert Sie wenig, was andere von Ihnen denken;
- haben Sie keine Angst, sich lächerlich zu machen;
- vergleichen Sie sich nicht mit anderen;
- wissen Sie, dass Sie die Dinge selbst beeinflussen können;
- grübeln Sie nicht über verschüttete Milch;
- gehen Sie wertschätzend mit sich um;
- sehen Sie in Stresssituationen einen eigenen Sinn.

Jörg Asmussen war Staatssekretär im Finanzministerium, dann wurde er 2012 Mitglied im Direktorium der EZB. Eine große Karriere stand ihm bevor. Doch schon zwei Jahre später, 2014, wechselte der damals 47-Jährige wieder zurück in ein Ministerium, dieses Mal in das Arbeitsministerium. Warum? Warum verzichtete er auf viel Geld und Status? In einem Interview mit dem Stern (vom 2. 1. 2014) gab Asmussen eine selbstbewusste Antwort: »Geld alleine macht echt nicht glücklich.« Und: »Ehrlich, mir ist das total wurscht, ob mich andere für ein Vorbild oder für einen Vollidioten halten. Ich bin mit mir im Reinen.«

»Ich kann nicht mehr«

Wenn es an Eigensinn in Ihrem Leben fehlt, dann fühlen Sie sich, wie gezeigt, oft ausgenutzt und in vielen Situationen ohnmächtig. Und höchstwahrscheinlich kennen Sie auch das quälende Grundgefühl von Enttäuschung und Demoralisierung. Dieses Gefühl kann so mächtig werden, dass es sich wie eine Bleiplatte auf Ihr Leben legt und Ihnen alle Energie raubt. Sie ertappen sich dann immer öfter bei dem Gedanken, welchen Sinn Ihr Leben hat, und Sie fragen sich, für wen und wofür Sie sich eigentlich so anstrengen. Sie reagieren gereizt auf die Menschen in Ihrem Umfeld, haben keine Geduld mit Ihrem Partner, Ihrer Partnerin oder Ihren Kindern und werfen einen zunehmend zynischen Blick auf andere Menschen, Ihre Arbeit und die Gesellschaft an sich. Immer häufiger sind Sie froh, wenn Sie möglichst wenig mit anderen Leuten zu tun haben müssen - zum Beispiel meiden Sie soziale Events am Wochenende und laden immer seltener Freunde zu sich ein. Sie haben keine Lust, kein Interesse, keinen Bock auf irgendwas. Sie haben resigniert. Eine große Gefühllosigkeit - sich selbst und anderen gegenüber - hat sich in Ihnen ausgebreitet.

Die Folge dieses Zustandes ist: Sie ziehen sich immer mehr zurück. Nicht nur im Privatleben, sondern auch im Beruf schrauben Sie Ihr Engagement herunter, machen nur noch das Nötigste und selbst das gelingt nur mühsam. Als Konsequenz daraus fehlen Ihnen Erfolgserlebnisse und das Gefühl nimmt zu, dass Ihnen zunehmend die Kontrolle über Ihr Leben entgleitet. Ihr Selbstwertgefühl bekommt immer mehr Dämpfer, Sie trauen sich zunehmend weniger zu und fühlen sich als Versager. Mit der Zeit treten Gesundheitsprobleme auf, für die der Arzt keine klaren Ursachen finden kann: Rückenschmerzen, Gliederschmerzen, Migräne, häufige Erkältungen, Herzbeschwerden, Magen-Darm-Probleme.

Der Grund für all diese Veränderung: Ihre Batterien sind leer, Sie sind erschöpft und ausgebrannt. Ihre Vitalität, Ihre Neugierde und Ihre Schaffenskraft haben stark nachgelassen. Früher konnten Sie durch ein verlängertes Wochenende oder einen Kurzurlaub wieder Kräfte schöpfen, nun reichen kurze Pausen nicht mehr aus. Auch Tätigkeiten und Interessen, die Ihnen in früheren Zeiten verlorene Energie schnell zurückbrachten – wie Sport treiben, Musik hören, Lesen –, erfüllen ihre Funktion nicht mehr.

Wenn all das der Fall ist, dann befinden Sie sich höchstwahrscheinlich in einer Situation, die alle Voraussetzungen für die Entwicklung eines Burn-out-Syndroms beinhaltet:

- Sie zeigen in Ihrem Job ein hohes Engagement, bekommen dafür aber zu wenig Anerkennung.
- Sie arbeiten auch am Wochenende oder am Abend.
- Sie gehen zur Arbeit, obwohl Sie krank sind. Und Sie verschieben notwendige Arztbesuche, weil Sie dafür keine Zeit haben.
- Obwohl Sie angestellt sind, verhalten Sie sich wie ein Selbständiger: Sie fühlen sich verantwortlich, wo Sie es möglicherweise gar nicht sind.
- Sie verzichten während des Tages auf Ihre Pausen, lassen sogar die Mittagspause ausfallen und essen nur schnell was am Arbeitsplatz.
- Sie haben das Gefühl, zu viele Aufgaben gleichzeitig erledigen zu müssen, dann beklagen Sie sich über

die fehlende Unterstützung von Kollegen, Vorgesetzten, Familienmitgliedern, Freunden.

- Sie haben kein Interesse mehr, Freunde zu sehen, ins Kino zu gehen, weil Sie zu erschöpft sind beziehungsweise glauben, die Zeit besser nutzen zu können.
- Sie schlucken am Abend Beruhigungsmittel, um zu entspannen, und morgens Stimulantien, um sich am Tag wieder zu aktivieren.
- Sie haben den Eindruck, die Kontrolle über Ihr Leben zu verlieren.

»Für eine nicht unerhebliche Zahl von Menschen besteht das reale Risiko, am Burn-out-Syndrom zu erkranken«, stellt die Techniker Krankenkasse im Stressreport 2013 fest. So haben 40 Prozent der von der Kasse Befragten das Gefühl, durch die Arbeit völlig verbraucht zu sein. 33 Prozent halten ihren Zustand bereits für Burn-out und 22 Prozent der befragten Berufstätigen fühlten sich in den letzten drei Jahren depressiv oder litten unter Angststörungen.

Über das Burn-out-Syndrom ist in den letzten Jahren viel geforscht und geschrieben worden. Besonders erfolgreiche und leistungsstarke Menschen, so wurde festgestellt, sind in Gefahr, durch die hohen Anforderungen ihres Jobs irgendwann auszubrennen und körperlich und psychisch zusammenzubrechen. Der 3-Sterne-Koch, der nur spät nachts ins Fitnessstudio gehen kann, um etwas für sich zu tun; die Wissenschaftlerin, die aufgefressen von Forschung und Lehre kein Privatleben mehr kannte; der Leistungssportler, der im Training und Wettkampf immer sein Bestes gab, bis für ihn nichts mehr übrig blieb – Burn-out gilt als die Krankheit der Leistungsträger und Erfolgreichen, die ihren Zusammenbruch nicht selten als Beweis ihres Engagements gerne öffentlich machen.

Doch diese Sichtweise auf die Krankheit Burn-out lenkt den Scheinwerfer nur auf die Spitze des Eisberges. Die Mehrheit der Gefährdeten bleibt im Dunkel. Die Mehrheit, das sind jene Frauen und Männer, die ständig im Einsatz sind für Familie und Beruf und die versuchen, nach Möglichkeit alles richtig zu machen. Die unter permanentem Zeitdruck von einer Aufgabe zur nächsten hetzen und oftmals die Bedürfnisse, Wünsche und Forderungen anderer wichtiger nehmen als ihre eigenen. Meist merken sie es zu spät, dass sie ihre Kapazitäten überschreiten, ihre eigene Geduld strapazieren und mit ihren Kräften nicht sorgfältig haushalten.

Nur ein Beispiel: Urlaub ist für viele Arbeitnehmer und Arbeitnehmerinnen längst keine ungetrübte Zeit mehr. Sie können auch weitab von Büro und Werkbank nicht wirklich abschalten. Sie haben ihren Laptop oder ihr Smartphone dabei und nehmen ihren Arbeitsplatz mit in die Ferien. Bei einer europaweiten Onlinebefragung gaben über 61 Prozent der 4491 deutschen Teilnehmer an, dass sie auch im Urlaub ihre beruflichen E-Mails beantworten. Die Hälfte der Befragten tut dies sogar täglich oder fast täglich. Nur wenige handeln dabei im Auftrag des Arbeitgebers, die meisten aus eigenem Antrieb. Hauptsächlich möchten die Urlauber nach ihrer Rückkehr an den Arbeitsplatz etwas weniger Stress haben. Manche fühlen sich einfach sicherer, wenn sie wissen, was am Arbeitsplatz los ist.

Diese Umfrage ist nur ein kleines Indiz dafür, dass die Anforderungen des Arbeitslebens die privaten Spielräume des Einzelnen immer mehr einengen. Wie gravierend die Folgen sein können, zeigen aktuelle Statistiken der Kranken- und Rentenversicherungen: Danach sind Arbeitnehmer immer häufiger wegen psychischer Probleme wie Depressionen, Angststörungen und Erschöpfungszuständen krankgeschrieben. Zudem gehen immer mehr Arbeitnehmer in Deutschland wegen psychischer Erkrankungen in Frührente. Die Zahl der Betroffenen stieg innerhalb von zehn Jahren um rund 25 000 auf 75 000 im Jahr 2012, wie die Rentenversicherungsträger im Jahr 2014 mitteilten. Im Durchschnitt sind die Menschen dann erst 49 Jahre alt. »Burn-out ist kein neues Phänomen, aber es breitet sich aus wie ein Ölfleck auf dem Wasser«, schrieb die Deutsche Presse-Agentur einmal anlässlich der Veröffentlichung solch erschreckender Daten.

Oppositionspolitiker und auch der Deutsche Gewerkschaftsbund reagieren auf diese Zahlen immer gleich: Sie fordern die Regierung auf, Maßnahmen gegen den zunehmenden Stress am Arbeitsplatz einzuleiten. »Wir brauchen eine Anti-Stress-Politik, damit Arbeit nicht länger krank macht«, sagte beispielsweise 2014 das DGB-Vorstandsmitglied Annelie Buntenbach der Deutschen Presse-Agentur anlässlich der Veröffentlichung der neuesten Daten. Das ist sicher eine richtige und wichtige Forderung, denn viele Menschen sind am Arbeitsplatz mit Bedingungen konfrontiert, die eindeutig stressfördernd sind. In der Regel leiden die Betroffenen unter Überforderungssituationen, die gekennzeichnet sind durch enormen Zeitdruck, Verdichtung von Arbeitsabläufen und dem Zwang zum Multitasking. Wer an Burn-out erkrankt ist berichtet häufig, über seine Arbeit und die Arbeitsabläufe nicht selbst bestimmen zu können, kaum Handlungsmöglichkeiten zu haben, wenig Anerkennung für seinen Einsatz zu bekommen und häufig während der Arbeit durch Telefon, E-Mails oder anstrengende Kundenkontakte behindert zu werden. Viele Betroffene sehen als einzige Handlungsmöglichkeit dann nur noch den Weg in die innere Kündigung. Sie engagieren sich nicht mehr und identifizieren sich nicht mehr mit ihrer Arbeit und schon gar nicht mehr mit dem Unternehmen, für das sie arbeiten.

Alexander Mitscherlich sah in Krankheit einen möglichen

Ausweg für Menschen in hilfloser Lage. Hilflosigkeit ist tatsächlich ein wesentliches Merkmal des Burn-out-Syndroms. Aber sind Arbeitnehmer den Bedingungen in der Arbeitswelt tatsächlich so ausgeliefert? Haben sie nicht vielleicht doch mehr Handlungsmöglichkeiten als sie denken?

Der Psychoanalytiker Rainer Gross leitet die Sozialpsychiatrische Abteilung des Landesklinikums Hollabrunn in der Nähe von Wien und hat viel Erfahrung mit Burn-out-Patienten sammeln können. Er räumt in seinem Buch *Angst bei der Arbeit – Angst um die Arbeit* ein, dass die Handlungsmöglichkeiten des Einzelnen »minimal und primär reaktiv« sind. Die meisten Betroffenen reagieren »aus der Defensive«. Als Beispiel zitiert Gross einen Klienten: »Sie wissen, ich spiele ganz gut Tennis. In meinem neuen Job habe ich das Gefühl, dass ich immer nur der Rückschläger bin – ich komme nie zum Aufschlagspiel. Da macht man immer mehr Fehler, und irgendwann resigniert man.«

Immer nur reagieren, nicht selbst die Richtung angeben, nicht selbst entscheiden können, das sind Erfahrungen, die das Burn-out-Risiko deutlich erhöhen. Gelänge es, immer mal wieder in die Aufschlagposition zu kommen, wäre die Gefahr der Resignation und damit auch die Gefahr, an Burnout zu erkranken, weniger groß.

Es geht also darum, die Kontrolle, die einem mit der Zeit entglitten ist, wieder zurückzuerobern. Es geht darum, sich selbst als handelnde Person erleben zu können – selbst dann, wenn man auf die konkreten Umstände keinen Einfluss nehmen kann. Denn wie man sich zu den Gegebenheiten am Arbeitsplatz positioniert, welchen Stellenwert man Themen wie »Erfolg«, »Karriere«, »Anerkennung«, »Widerstand leisten« einräumt, das kann jeder Einzelne für sich bestimmen. Der »Feind unseres guten Lebens, der Antreiber zur Hochleistung und zur Erschöpfung ist nicht nur der böse Chef oder die entfesselte Ökonomie«, schreibt Rainer Gross, »der internalisierte Feind ist tief in unsere Seelen eingeschrieben«. Dieser Feind ist die Angst. Angst, Fehler zu machen. Angst, in Ungnade zu fallen. Angst, den Arbeitsplatz zu verlieren. Angst, seinen eigenen Erwartungen nicht gerecht zu werden. Wer diese Ängste zulässt und sich ihrer annimmt, kann den Eigensinn als *die* Burn-out-Prophylaxe für sich entdecken.

Ein »eigener Kopf« kann vor dem Ausbrennen schützen. Das gilt vor allem in Berufen, in denen viel verordnet wird und Mitarbeiter sich oft mit wenig sinnvollen Weisungen herumschlagen müssen. Wer es wagt, sich gegen willkürliche Maßnahmen und nicht durchdachte Pläne zur Wehr zu setzen, wem es gelingt, schwierigen Patienten oder unfreundlichen Kunden Grenzen zu setzen, brennt weniger schnell und seltener aus als ein angepasster Mitarbeiter.

Wenn Sie sich also total erschöpft fühlen, dann kann das ein Signal dafür sein, dass Ihnen Eigensinn fehlt. Wären Sie eigensinniger, dann wäre Ihre Überforderung möglicherweise gar nicht erst entstanden oder hätte zumindest kein gefährliches Ausmaß angenommen. Denn wenn Sie eigensinnig wären, hätten Sie eine wirksame Waffe in der Hand, mit der Sie überzogene Erwartungen und Ansprüche anderer abwehren und Ihre Kräfte schonen können.

Dass es Betroffenen an Eigensinn fehlt, zeigt allein der Blick auf jene Menschen, die ein ganz besonders hohes Erkrankungsrisiko haben. Mediziner und Psychologen sind sich darin einig: Burn-out-gefährdet sind vor allem Menschen,

- die hoch engagiert sind, aber nur schwer nein sagen können und sich nicht über einschränkende oder belastende Vorschriften hinwegsetzen können;
- die sich zu viel von anderen bieten lassen, nicht rechtzeitig Grenzen setzen;
- die sich von Pflichtgefühlen und inneren Antreibern (»du musst«) an die Kandare legen lassen;

- die schicksalsergeben und passiv auf überfordernde Ereignisse reagieren und statt zu rebellieren in die innere Kündigung gehen;
- die glauben, die Erwartungen anderer unbedingt erfüllen zu müssen und Angst vor Zurückweisung haben, wenn sie dies nicht tun;
- die sich ständig mit anderen vergleichen und bei diesem Vergleich eher schlecht abschneiden;
- die nach Fehlern und Niederlagen in die Grübelfalle geraten und sich wochenlang Vorwürfe machen;
- die sich freiwillig zu viel Verantwortung aufladen, weil sie Freude an ihrem Job haben und sich wie Selbständige verhalten.

Das heißt: Passive, angepasste, zu nachsichtige, zu freundliche, zu rücksichtsvolle, zu duldsame Menschen geraten schneller in die Burn-out-Falle als Menschen, die aktiver, konfrontativer mit belastenden Situationen umgehen und sich und ihre Bedürfnisse verteidigen. Wer nicht zu viel passiv erduldet, wer sich gegen Zumutungen zur Wehr setzt, wer Anweisungen, Wünsche und Erwartungen diskutiert und nicht automatisch akzeptierend darauf reagiert, verfügt über eine effektive Anti-Burn-out-Strategie. Er bleibt Herr oder Frau der Lage.

DAS PRINZIP EIGENSINN: Sich nicht alles gefallen lassen

Wer im Beruf einem hohen Burn-out-Risiko ausgesetzt ist, sollte deshalb gelegentlich den Mut zu gut dosiertem Ungehorsam aufbringen. Das kann zum Beispiel bedeuten: Vorschriften nicht einfach zu akzeptieren, sondern ihren Sinn zu hinterfragen, sich über Vorgaben auch mal hinwegzusetzen, sinnlose und überfordernde Anweisungen zu ignorieren, seinen eigenen Willen vielleicht auch indirekt (sozusagen durch die Hintertür) durchzusetzen, nicht jede Anweisung sofort auszuführen (manchmal erledigen sich die Dinge von selbst) – all das kann dem beruflichen Alltag einen eigenen Sinn geben und die Psyche schützen. Auch das Bewusstsein, dass man nur seinem eigenen Gewissen verpflichtet ist, kann helfen, sich gegen Zumutungen – woher auch immer sie kommen – angemessen zur Wehr zu setzen. Ein gesunder Widerstand, der nicht alle Anweisungen und Wünsche, ob sie von »oben« kommen oder vom Kollegen nebenan, bereitwillig akzeptiert, sondern erst einmal nach ihrem Sinn fragt, kann das Gefühl der Selbstwirksamkeit zurückbringen: das Gefühl, dass man den Dingen nicht ohnmächtig gegenübersteht, sondern dass man durchaus einen Handlungsspielraum besitzt.

Aber gerät man als »ungehorsamer« Mitarbeiter nicht schnell in die Schusslinie von Vorgesetzten? Muss man nicht fürchten, als unbequem eingestuft und bei der nächsten Gehaltserhöhung übersehen zu werden? Die Diplompsychologin Marie-Louise Conen hat sich mit der Burn-out-Gefahr in sozialen Berufen auseinandergesetzt und die Erfahrung gemacht: Wenn man dafür sorgt, dass Vorgesetzte ihr Gesicht wahren können, dann dulden diese durchaus eigenwillige und eigensinnige Mitarbeiterinnen und Mitarbeiter. Souveräne Führungskräfte wissen ohnehin, dass sie von Angestellten, die mitdenken und eigene Entscheidungen treffen dürfen, nur profitieren können. Innovationen sind ohne die Kreativität von Menschen, die einen eigenen Kopf haben, gar nicht denkbar. Deshalb sollten Leitende sehr daran interessiert sein, möglichst eigensinnige Mitarbeiter im Team zu haben und diesen dann auch Raum für eigene Entscheidungen und Handlungen zu lassen.

Aber wie kann man sich eigensinniges Denken und Verhalten am Arbeitsplatz konkret vorstellen? Wie viel Eigensinn kann man zeigen, ohne zu riskieren, dass man seinen Job verliert? Wer spürt, dass er an seinem Arbeitsplatz nichts mehr zu sagen hat, wer sich als Marionette von Kollegen oder Vorgesetzten fühlt, kann üben, sich in wichtigen Punkten eigensinniger zu verhalten:

Ich muss nicht alles tun, was von mir verlangt wird

Im Berufsalltag gerät man nicht selten in einen Konflikt: Aus Loyalität will man Anordnungen der Vorgesetzten befolgen, die eigene Erfahrung oder auch Intuition sagen einem aber: »Das kann nicht funktionieren!« Oftmals sind Diskussionen über das Pro und Contra einer Anweisung wenig fruchtbar. Will man Nerven und Kräfte schonen, ist es häufig sinnvoller, sich die innere Freiheit zu nehmen und nach bestem Wissen und Gewissen zu handeln. »Der Gehorsam gegenüber als unsinnig erlebten Anweisungen, Vorgaben und Instruktionen verdient es, eine gewisse Auflockerung zu erfahren, wollen Mitarbeiter wieder mehr die notwendigen Freiräume für ihre Arbeit zurückerlangen«, schreibt Marie-Louise Conen.

Ich bin mit der Firma nicht verwandt oder verschwägert

»Wir sind alle eine große Familie«, sagt der Firmenchef bei der Weihnachtsfeier. Und alle fühlen sich wohl. Eine große Familie zu haben, das ist doch was Schönes! Man ist nicht allein, man hat wohlwollende »Geschwister« um sich, man zieht am gleichen Strang. Doch Vorsicht: Die Äußerung ist ein Wolf im Schafspelz. Sie kommt so nett und harmlos daher, bedeutet aber: »Wehe, du bringst Unfrieden in die Familie und lehnst dich auf gegen das, was die da oben sagen.« Manche Chefs benutzen die Metapher von der Familie manchmal ganz bewusst, um Kritikern und Unangepassten möglichst von vorneherein den Wind aus den Segeln zu nehmen. Aber auch wenn der Spruch eher einer naiven Weltsicht entspricht, sollten Mitarbeiterinnen und Mitarbeiter ihm nicht auf den Leim gehen und das dahinterstehende Denkmodell nicht übernehmen. Denn wenn man Teil der Familie ist, fallen Grenzziehung und Andersdenken schwer. Die eigenen Interessen stellt man dann bereitwilliger zugunsten des großen Ganzen zurück.

Muss ich wirklich zu allem Ja und Amen sagen?

Es gibt viele Gründe, warum andere – Vorgesetzte wie Kollegen – versuchen, Ihnen noch mehr Arbeit aufzubürden: Sie wollen sich selbst entlasten. Sie wollen vor einer unangenehmen Aufgabe kneifen. Sie scheuen vor der Verantwortung zurück. Sie halten Sie für kompetenter ... Welche Gründe im Einzelfall dahinter stecken, ist oftmals auf die Schnelle nicht zu durchschauen. Deshalb kann es eine kluge Anti-Burn-out-Strategie sein, sich Zeit zu verschaffen. Damit die Akte, der Vorgang, das Anliegen nicht sofort auf dem eigenen Schreibtisch landet, kann eine freundliche Bemerkung: »Ich muss erst darüber nachdenken und meinen Terminplan befragen, ob ich das noch übernehmen kann«, den nötigen Spielraum verschaffen. Nun können Sie in Ruhe prüfen: Wie hoch ist der Aufwand? Kann ich diese Aufgabe übernehmen? Will ich sie übernehmen? Und: Mit welchen Argumenten kann ich den Auftrag ablehnen? Machen Sie sich folgendes zur Regel: Wenn Sie gefragt werden, ob Sie eine Arbeit übernehmen können, überlegen Sie zunächst, wie viel freie Zeit Sie für diese Aufgabe zur Verfügung hätten und halbieren Sie diese dann. Ein ganzer Tag wäre frei? Bleibt also ein halber. Dann überlegen Sie, wie viel Zeit Sie für die neue Aufgabe aufwenden müssen und verdoppeln auch diese Schätzung. Und nun entscheiden Sie, ob Sie die Aufgabe übernehmen wollen. Derart vorbereitet, können Sie dann das Gespräch mit dem Auftraggeber suchen. Sie können sicher sein, dass Sie nun die Fäden selbst in der Hand haben.

Ich will Anerkennung bekommen

»Nicht geschimpft ist Lob genug.« Nach diesem Motto führen manche Vorgesetzte ihre Mitarbeiter. Es gibt in vielen Firmen keine Kultur der Anerkennung. Vielleicht liegt es daran: »Tadeln ist leicht, deshalb versuchen sich so viele darin. Mit Verstand zu loben ist schwer, darum tun es so wenig«, meinte der Maler Anselm Feuerbach. Wie auch immer: Ein Mangel an Anerkennung treibt die Mitarbeiter in die innere Kündigung und fügt den Firmen dadurch beträchtlichen volkswirtschaftlichen Schaden zu. Aber noch wichtiger: Der gesundheitliche Schaden für die einzelnen Mitarbeiter, die nur noch Dienst nach Vorschrift machen, ist ebenfalls hoch. Deshalb sollte man eigensinnig sein und sich das Lob und die Anerkennung zum einen selbst geben und zum anderen regelmäßig einfordern.

Jedoch: Selbstlob fällt den meisten Menschen schwer. Vor allem Frauen finden es oft abstoßend, für sich selbst Werbung zu machen, wie schon im Abschnitt *Ich werde nicht gesehen* deutlich wurde. Doch wenn man überzeugt davon ist, dass die eigene Leistung mehr Respekt verdient, dann läuft man nicht Gefahr aus falscher Bescheidenheit sein Licht unter den Scheffel zu stellen. Wenn man stolz ist auf sich und sein Können, sollte man das anderen mitteilen. Die Kollegen, die Vorgesetzten – sie müssen erfahren, dass ein Projekt gut gelungen ist, dass man viel Zeit und Kraft investiert hat, dass die Idee hervorragend war. Wenn Sie etwas richtig gut gemacht haben, dann müssen das andere auch erfahren. Sprechen Sie selbstbewusst darüber: »Das ist mir gut gelungen«, »Meine Idee hat sich als richtig herausgestellt«. Das kostet Sie keine Sympathien, im Gegenteil: Sie bekommen den Respekt, den Sie verdienen – und den Sie für Ihre weitere Motivation auch brauchen.

Wichtig ist: Warten Sie nicht, bis die Führungskraft zu Ihnen kommt, gehen Sie Ihrerseits auf den oder die Vorgesetzten zu und holen Sie sich Feedback. Mitarbeitergespräche sind dafür eine gute Gelegenheit, aber weil sie nur einmal im Jahr stattfinden, sollten Sie nach dem gelungenen Abschluss eines Projektes das Gespräch suchen und den Chef oder die Vorgesetzte direkt um eine Stellungnahme bitten.

Ich mache meine Belastung öffentlich

Ein typisches Verhalten von Burn-out-Gefährdeten ist es, sich nichts anmerken zu lassen. Sie tun so, als ob sie sogar erkennbar unrealistische Erwartungen durchaus erfüllen können und machen es zu ihrem Problem, wenn sie es nicht schaffen. Mit Überstunden oder Wochenendarbeit versuchen sie, ihr Pensum zu schaffen.

Eigensinnige Menschen setzen sich zur Wehr. Zum Beispiel, indem sie ihre Belastungen nicht mit sich ausmachen, sondern darüber reden. Sie machen Zumutungen öffentlich, sie sprechen über die Anzahl ihrer Überstunden, sie lassen sich krankschreiben, wenn sie spüren, dass die Erschöpfung zu groß wird. Sie bewahren sich selbst vor dem Burn-out, indem sie »unterlassen, stehen lassen, liegen lassen«, wie Marie-Louise Conen diese Selbstschutzstrategie umschreibt.

Ich verweigere mich dem Multitasking

Der Stressreport 2012, den die Bundesanstalt für Arbeitsschutz und Arbeitsmedizin Ende 2013 veröffentlichte, befragte rund 20 000 Erwerbstätige in Deutschland nach den Stressfaktoren am Arbeitsplatz und stellte unter anderem fest: Mehr als die Hälfte der Befragten (58 Prozent) müssen häufig verschiedene Aufgaben gleichzeitig erledigen. Damit steht Multitasking auf Platz 1 der häufigen Arbeitsanforderungen, gefolgt von starkem Termin- und Leistungsdruck (52 Prozent) und Störungen und Unterbrechungen bei der Arbeit (44 Prozent). Wie schon im Kapitel *Ich habe keine Zeit* gezeigt, ist jedoch das Bemühen, möglichst viel gleichzeitig unter einen Hut zu bekommen, sowie der Zwang, sofort auf jedes neue Signal zu reagieren und eine Tätigkeit zugunsten einer anderen zu unterbrechen, kontraproduktiv. Multitasking leistet nicht nur nicht, was es zu leisten vorgibt. Es beeinträchtigt und beschädigt auch die Konzentrationsfähigkeit. Wer häufig versucht, möglichst viel in seinen Acht-Stunden-Tag hineinzupacken, wird immer nervöser, unkonzentrierter und irgendwann krank. Eile, Zeitdruck, Multitasking, Hektik mindern Arbeits- und Lebensqualität erheblich. Die Qualität der Arbeit sinkt, die Konzentration lässt nach, Stress und Ermüdung dagegen nehmen dramatisch zu. Multitasking verringert auf Dauer die Aufmerksamkeit und die Konzentration, führt zu schlechteren Entscheidungen, vermindert die Schlafqualität und lässt die Erschöpften verstärkt zu Alkohol, Süßigkeiten oder anderen ungesunden Trostspendern greifen.

Ganz abgesehen davon, dass Multitasking auch das Denken verändern kann, wie der Hirnforscher Ernst Pöppel warnt. Er sieht im Multitasking nichts Positives, »weil es tatsächlich einen schizoiden, unzusammenhängenden Denkstil fördert: Das Bewusstsein kann die jeweiligen Inhalte nicht mehr sinnvoll repräsentieren oder gar verarbeiten. Man kann kein fundiertes oder vertieftes Wissen aufbauen. Auf Dauer werden wir unsere Aufmerksamkeit durch Multitasking nicht stärken – vielmehr verzetteln wir uns sprichwörtlich und schwächen unsere Konzentrationskraft.« Eigensinnige Menschen wissen das und verschreiben sich deshalb der Parole: Schön eins nach dem anderen.

Ich schalte runter

Eine Reduzierung der Stundenzahl und ein Verzicht auf die nächste Karrierestufe senkt häufig schon das Burn-out-Risiko. Bereits mit kleinen »Schaltbewegungen« sind spürbare Effekte möglich: Nur fünf Stunden weniger Arbeitszeit in der Woche oder simple Entscheidungen wie »Ich mache keine Überstunden mehr« oder »Ich gönne mir jeden Tag eine ausgiebige Pause« können erste Schritte in die angestrebte Richtung sein. Manche Menschen verzichten auf die nächste Beförderung, entscheiden sich für eine geringer bezahlte, ihnen aber sinnvoller erscheinende Tätigkeit oder handeln mit ihrem Arbeitgeber aus, dass sie einen Teil ihrer Arbeit von zu Hause aus erledigen. Gemeinsam ist allen, die im Bereich Arbeit und Karriere runterschalten, dass sie auf Materielles zugunsten von ideellen Werten wie Freizeit, Familienleben, persönlichen Freiheiten verzichten. So schaffen sie sich Luft zum Durchatmen und gleichzeitig eine gesunde Distanz zu belastenden Arbeitsbedingungen.

Ich fordere richtige Autonomie

Zunehmend gewähren Firmen heute ihren Arbeitnehmern Freiheiten, die sie früher nicht hatten: Sie können sich ihre Zeit in bestimmten Grenzen selbst einteilen. Sie bekommen mehr Autonomie, ganz nach dem Motto: »Wie Sie Ihre Arbeit erledigen ist egal, Hauptsache das Ergebnis stimmt und Sie liefern es fristgerecht ab.« Andreas Krause, Professor für Wirtschaftspsychologie an der Fachhochschule Olten nennt das »indirekte Steuerung«, die zwar zunächst positiv klingt, aber sehr viel Verantwortung auf die Schulter des Arbeitnehmers legt: »Die Mitarbeiter müssen selbst schauen, wie und in welcher Zeit sie ihre Aufgaben schaffen. Entstehen Engpässe, arbeiten sie deshalb härter, auch ohne Anweisung.« Und oftmals ohne Anerkennung – materieller und immaterieller Art.

Wer sich in einer solchen Arbeitssituation befindet, ist sich oftmals gar nicht im Klaren darüber, dass es sich um eine völlig neue Situation handelt. Fehlt dieses Bewusstsein, so Krause, kommt es zu einer »interessierten Selbstgefährdung« – man beutet sich aus, ohne dass es »von oben« explizit verlangt wurde. Erkennt man aber, dass man praktisch sang- und klanglos wie ein Unternehmer agiert, ohne einer zu sein, kann man sich fragen »Will ich das mitmachen? Oder ist es Zeit, dass ich mich wehre?« Denn das Positive ist: In diesem neuen System der Arbeitswelt spielt der eigene Wille eine bedeutendere Rolle als früher. Wer selbstbestimmt arbeiten soll hat auch das Recht, sich selbstbestimmt zu fragen: »Was will ich? Was finde ich sinnvoll?«, und auch selbstbestimmt zu handeln. So sollte sich jeder, der sich in einer Angestelltenposition wie ein Selbständiger fühlt, von der Frage »Was will meine Führungskraft?« lösen und stattdessen »auf die neue Eigenverantwortung noch mehr zugehen«, empfiehlt Kraus. Ganz nach dem Motto: »Wenn schon Autonomie, dann richtig.«

EIGENSINNIG WERDEN

Wenn Sie Burn-out-gefährdet sind, dann

- brauchen Sie unbedingt ein gesundes Maß an Ungehorsam,
- müssen Sie durch eine klare Haltung zeigen, wo Ihre Grenzen sind,
- brauchen Sie Mut zum Nein,
- müssen Sie sich die Erlaubnis geben, nicht alles perfekt und immer »just in time« zu erledigen,
- müssen Sie Ihre Belastung öffentlich machen,
- und Anerkennung einfordern,
- dürfen Sie nicht alles tun, was man von Ihnen verlangt,
- verzichten Sie besser auf Multitasking und erledigen eigensinnig alles schön der Reihe nach,
- sollten Sie es sich erlauben runterzuschalten und weniger zu arbeiten.

»Was sind die wichtigsten Dinge, die Sie von Ihrem Vater gelernt haben?«, fragt der Journalist Johannes Waechter den Sänger Roberto Blanco. Dieser antwortet: Neben der Musikalität und der Professionalität hätte er ihm vor allem zu verdanken, wie er »meinen Charakter geformt hat. Er sagte zu mir: ›Roberto, du bist du. Sei kein Egoist, aber denke zuerst an dich. Du musst erst dir selbst helfen, bevor du anderen helfen kannst.‹ Sein Vorbild hat mich, glaube ich, zu einem eigenständigen Menschen gemacht. Ich weiß, was ich kann, und glaube an mich. Deshalb konnte ich auch negative Kritik immer gut wegstecken.«

»Ich muss noch besser werden«

»Los, steh auf! Wolltest du nicht sofort nach dem Aufwachen in die Joggingschuhe springen oder wenigstens deine Yoga-Übungen machen?« Schon am frühen Morgen meldet sich Ihr innerer Antreiber und erinnert Sie an Ihre guten Vorsätze. Doch Sie kuscheln sich lieber noch einmal gemütlich in die Kissen. Nun legt die Stimme in Ihrem Kopf erst richtig los: »Von wegen gute Vorsätze! Du bist faul, du bist ein Versager! Wenn du so weitermachst, wirst du bald fett und krank werden!« Die Stimme schafft es, Sie gleich am frühen Morgen in schlechte Laune zu versetzen. Und das ist erst der Anfang. Denn Sie werden sie auch den Tag über nicht los. Diese Stimme begleitet Sie nun bis zum Schlafengehen und kommentiert alles, was Sie tun oder lassen. Sie kritisiert Sie, wenn Sie sich nicht regelmäßig auf die Waage stellen. Sie meckert, wenn Sie zu viel Kaffee trinken oder einen Termin nicht pünktlich einhalten können. Sie macht Ihnen weis, dass Sie sich nicht genug Mühe bei der Arbeit geben. Sie erinnert Sie immer wieder an den dummen Versprecher während des Gesprächs mit der Vorgesetzten. Sie meint, dass Sie am Telefon nicht freundlich genug zu Ihrer alten Mutter waren und Ihre Kinder längst nicht so begabt sind wie deren Klassenkameraden aus der Nachbarschaft.

Ob Ihre Stimme nun genau das zu Ihnen sagt oder andere Ermahnungen für Sie bereithält – ganz sicher haben Sie so einen inneren Kritiker und Antreiber, der mit Ihnen ins Gericht geht und nie zufrieden ist. Nie sind Sie gut genug, sondern allerhöchstens mittelmäßig. Andere Menschen sind so viel perfekter als Sie.

Das Gefühl, nicht gut genug zu sein, ist heutzutage weit verbreitet. Andere verdienen mehr, haben glücklichere Familien, machen schönere Urlaube, sind beliebter - andere sind erfolgreich, man selbst dagegen hinkt auf der Erfolgsstraße hinterher. Dieses Minderwertigkeitsgefühl kommt nicht von ungefähr: Wie zu keiner Zeit vorher können wir uns heute vergleichen. Wir haben durch die Medien, durch Internet und soziale Netzwerke tiefe Einblicke in das Leben anderer - und die scheinen viel mehr zu erreichen als wir selbst. Früher war die Gruppe der Menschen, die man im Blick hatte, überschaubar. Da gab es nur die Familie, die Nachbarn und die engsten Freunde - sie waren unsere unmittelbare Vergleichsbasis. Heute sind wir mit unzähligen Leben und Lebensläufen konfrontiert. Und nicht nur das: Unsere digitalen »Helfer« unterstützen uns nun auch noch darin, unsere Leistung in konkrete Daten zu fassen, sie mit einer virtuellen Menge zu vergleichen und unter Umständen auch innerhalb einer entsprechenden *Community* zu kommunizieren.

Self-Tracking (Selbstvermessung) soll uns dabei helfen, alle möglichen Messdaten über die eigene Person zu sammeln, um sie als Ausgangswerte zur Selbstverbesserung zu nehmen. Die *Quantified-Self*-Bewegung wurde 2007 von den Herausgebern des Technologiemagazins *Wired*, Kevin Kelly und Gary Wolf, in San Francisco gegründet. Den Anhängern dieser Bewegung geht es darum »self knowledge through numbers« (selbstbezogenes Wissen durch Daten) zu generieren, wie es auf der Internetseite der Bewegung heißt (www.quantifiedself.com). Ob Körpergewicht, Schlafrhythmen, Blutdruck, Ernährungsgewohnheiten, das psychische Befinden, Trainingswerte, Kalorienverbrauch, Alkoholkonsum, Anzahl der gegangenen Schritte - es gibt inzwischen fast nichts mehr, das entsprechende Apps nicht erfassen und in Statistiken und Diagramme umsetzen würden. Schon jetzt sollen in den USA 35 Millionen Menschen sich mit Hilfe von Selbstoptimierungs-Apps coachen lassen.

Auch in Deutschland vertrauen immer mehr Menschen den Gesundheits-Apps, vor allem, wenn sie von den Krankenkassen angeboten werden. Eine Befragung von rund 1000 Erwachsenen, durchgeführt von einem Kölner Marktforschungsinstitut ergab, dass bereits 41 Prozent der Deutschen eine Gesundheits-App auf ihrem Smartphone installiert haben und drei Viertel davon diese auch nutzen.

Die Begeisterung ist verständlich, denn die »digitalen Heinzelmännchen«, wie der Soziologe Stefan Selke von der Hochschule Furtwangen die Selbstoptimierungs-Apps nennt, haben etwas Verführerisches: Sie bieten unmittelbares Feedback. »Das ist etwas, was in unserer von Anonymität und Ignoranz durchzogenen Welt nur bedingt üblich ist. Viele Leute bekommen im täglichen Leben gar keine Rückmeldung, ob sie gut oder schlecht sind, ob man sie mag oder nicht mag. Und plötzlich gibt es Geräte, die sagen einem: Du bist gut! Du wirst besser! Verständlich, dass das Spaß macht und als motivierend empfunden wird«, meint der Professor.

Die Fans des Self-Trackings finden die digitale Rundumüberwachung prima. Woher die Begeisterung kommt, intime Daten über Körperfunktionen und Leistungsfähigkeit einer App anzuvertrauen, erklären sich Experten mit dem grundlegenden Kontrollverlust, denn wir heute in unserer Gesellschaft erfahren. Es gibt nur noch sehr wenige Bereiche, die wir wirklich unter unsere persönliche Kontrolle bringen können. Da helfen uns die digitalen Optimierungsangebote wenigstens unseren Körper, unsere Gesundheit und unser Handeln zu beaufsichtigen, so die Argumentation. Andere verweisen auf die Orientierungshilfe und Entlastung, die diese Programme bieten. Denn in unserem stressigen Alltag bleibt wenig Spielraum für gesundes, sinnvolles Verhalten.

Unser innerer Schweinehund muss ständig überlistet werden, und das fällt bekanntlich den meisten Menschen ziemlich schwer. Eine Arbeitsgruppe der Freiburger Universität unter Leitung des Neurobiologen und Psychotherapeuten Joachim Bauer hat 2500 Personen zwischen 14 und 95 Jahren befragt, was sie davon abhält, »im Alltag das zu tun, was sie für sich selbst eigentlich für richtig halten«. Zwei Drittel gaben dem Fernsehen die Schuld. Andere nehmen sich selbst in die Verantwortung, dass sie zu viele Süßigkeiten essen. Die Hälfte der Befragten wird durch andere Menschen von eigenen Zielen abgelenkt. Vor allem Frauen »lassen sich von ihren Grundsätzen eher durch Süßigkeiten, durch den Wunsch etwas aus der Reihe zu essen oder durch die Erwartungen anderer Menschen abbringen«, schreibt Joachim Bauer.

Da kommen die digitalen Helfer gerade recht. Sie können uns die Motivationsarbeit abnehmen und das Fit- und Gesundbleiben erleichtern. So argumentieren jedenfalls die Befürworter der Self-Tracking-Angebote. Sie glauben, dass wir mit Apps, die ständig unseren Leistungsstand ermitteln, uns an das noch vor uns liegende Pensum oder an unsere guten Vorsätze erinnern, unseren inneren Schweinehund unter Kontrolle bringen können.

Aber ist das wirklich so erstrebenswert? Ist es sinnvoll, sich dem digitalen Coaching zu unterwerfen, nur um immer fitter, immer schlanker, immer ausgeglichener, immer perfekter zu werden? Stefan Selke warnt vor allem vor dieser Gefahr: Self-Tracking liefert Daten, die einem Nutzer zeigen, wie gut er ist, ob er oberhalb oder unterhalb eines Mittelwertes liegt. Die Frage: »Bin ich besser oder schlechter als der Durchschnitt?«, wird von der Technik erbarmungslos beantwortet. Was so lange kein Problem ist, solange man über dem Durchschnitt liegt. Wie aber geht man damit um, wenn man ständig unterdurchschnittlich »performt«, wenn die eigenen Werte unterhalb des Mittelwertes liegen? Das wird nicht diskutiert, kritisiert Selke. »Da wird immer nur von denen gesprochen, die oberhalb des Mittelwertes sind, die sich verbessern. Und die unterhalb des Mittelwertes landen, aus welchen Gründen auch immer, Menschen, die ich digitale Versager nenne, über die wird nicht gesprochen. Mit solchen Mittelwertvergleichen entstehen automatisch Menschen, die dem nicht Genüge leisten können oder wollen. Und die werden mit Sicherheit nicht gelobt, sondern die werden in irgendeiner Weise sozial deklassifiziert.«

Oder sie geraten unter einen enormen Konkurrenz- und Leistungsdruck, wie Selke an einem konkreten Beispiel zeigt: Die Hamburger Außenalster ist eine beliebte Joggingstrecke. Sieben Kilometer ist sie lang und Läufer vergleichen gerne untereinander, wie viel Zeit sie für diese Strecke brauchen. Ein Informatiker kam nun auf die glorreiche Idee, sechs Messstationen an der Strecke anzubringen. Läufer, die einen Chip erwerben und an ihrem Laufschuh befestigen, können nun auf der Plattform – alsterrunning.de – ihre persönlichen Zeiten abrufen. Für Stefan Selke kein berauschender Gedanke, denn damit werde »der Leistungsdruck moderner Gesellschaften widerspruchsfrei in den Freizeitbereich übertragen«.

Perfekt ist grade gut genug

Die digitalen Selbstverbesserungshilfen verstärken einen Trend, der Psychologen und Psychotherapeuten schon lange Anlass zur Sorge gibt: Sie vermitteln die Illusion, ein besseres, gesünderes, fitteres, kurz: perfektes Leben sei machbar und vergrößern dadurch die ohnehin schon weit verbreitete Bereitschaft, die eigenen Unvollkommenheiten und Schwächen zu bekämpfen. Die Zahl der Menschen, die von der Stimme eines inneren Tyrannen mit Befehlen wie »Du musst ...«, »Du sollst ...«, »Du darfst nicht ...« täglich zu Höchstleistungen und Selbstverbesserungsmaßnahmen angetrieben werden, ist ohnehin schon groß, und sie wird dank der digitalen Helfer weiter ansteigen. Denn wenn es jetzt »digitale Heinzelmännchen« gibt, die uns sagen, wann wir was tun sollen, dann gibt es doch wirklich keine Ausrede oder Entschuldigung mehr. »Keine Zeit« oder »nicht daran gedacht« oder »zu müde« lässt das digitale Coaching nicht gelten. Es sei denn, wir schalten die Geräte ab. Das aber dürfte nicht so leicht sein, denn die kontinuierliche Selbstüberwachung kann süchtig machen. Und zudem dazu führen, dass wir ohne die Geräte gar nicht mehr spüren, wie es uns eigentlich geht. »Im Extremfall glaubt jemand, schlecht geschlafen zu haben, weil ein Gerät eine schlechte Schlafqualität gemessen hat – auch wenn derjenige sich eigentlich ausgeruht und bereit für den Tag fühlt«, kritisiert beispielsweise die Autorin Sarah Thoermer. Zudem könnten regelmäßige Nutzer, die ihre Daten mit denen anderer Community-Mitglieder vergleichen, durch den Konkurrenzdruck verleitet werden, ohne Rücksicht auf eigene Bedürfnisse und eigenes Wollen an der Verbesserung der eigenen Daten zu arbeiten. Eine extreme Überwachung der eigenen Person wäre die Folge, so Thoermer.

Doch selbst wenn wir mit den neuen digitalen Selbstverbesserungsmöglichkeiten nichts am Hut haben, dem Selbstoptimierungsdruck entkommen wir so leicht nicht. Wir werden auch ohne digitale Programme mit Informationen und Ratschlägen überschwemmt, wie wir zu Hochform auflaufen und das Beste aus uns machen können. Den Druck, zu den Fitten zu gehören, haben wir längst verinnerlicht. Der Antrieb zur Selbstveränderung entspringt meist einem Unbehagen: dem Gefühl, hinter den eigenen Ansprüchen, Zielen und Wünschen zurückzubleiben. Und so machen sich Millionen immer wieder daran, etwas zu ändern, etwas Neues zu versuchen, und sie wollen dabei Ängste oder den inneren Schweinehund besiegen. Permanente Selbstoptimierung ist fast schon zum Selbstzweck geworden.

Die kanadischen Forscher Gordon L. Flett und Paul L. Hewitt halten den Zwang, in allen Lebensbereichen perfekt sein zu müssen, für »epidemisch«. Nach ihren Erkenntnissen, die sie in zahlreichen Studien zum Thema »Perfektionismus« gewonnen haben, nimmt die Zahl der Menschen stetig zu, die Opfer des Selbstverbesserungswahns werden. Für die Forscher ist das kein Wunder. Denn Perfektionismus passt gut in unsere Gesellschaft, die auf immer höher, immer weiter, immer besser ausgelegt ist. Ähnlich argumentiert auch der Schweizer Psychiater Raphael Bonelli, der den Perfektionismus als »attraktives Laster« bezeichnet, das in unserer Gesellschaft durchaus gerne gesehen ist. Einen Perfektionisten umgebe, so Bonelli, »ein Nimbus von Ernsthaftigkeit, Ordentlichkeit, Fleiß und Verlässlichkeit«. Wenn wir nach Perfektionismus streben, signalisieren wir anderen: »Schaut her, ich gebe mich nicht mit Mittelmaß zufrieden, ich arbeite an meinen Unvollkommenheiten und Schwächen.«

Damit verfolgen wir zwei wichtige Ziele: Wir möchten zum einen unser Selbstwertgefühl stabilisieren, indem wir uns das Wohlwollen und die Anerkennung anderer erwerben. Und zweitens wollen wir unserem inneren Antreiber wenigstens hin und wieder Einhalt gebieten. Mag sein, dass es manchmal gelingt, all die Forderungen zu erfüllen und die Ängste unter Kontrolle zu halten. Aber eines schaffen wir nicht: die negativen Selbstgespräche, die ständige Grübelei, die Selbstzweifel zum Verstummen zu bringen. Wir können uns nicht zurücklehnen und irgendwann sagen: Jetzt reicht es, ich bin perfekt. Als Perfektionist können wir nie locker lassen, denn der innere Antreiber macht uns selbst nach Erfolgen wieder schnell auf unsere Unzulänglichkeit und

Defizite aufmerksam. Das bringt uns in einen gefährlichen Teufelskreis. Denn perfekt sein geht immer nur situativ. Perfektsein ist kein Dauerzustand. Wer es dennoch versucht, zahlt einen hohen Preis. Denn Perfektionismus ist alles andere als ein kleines Laster besonders ehrgeiziger Menschen. Er ist ein Fluch, der das Leben überschattet und ein Auslöser für gesundheitliche Probleme. Perfektionismus ist eine ständige sprudelnde Quelle negativer Emotionen und ständiger Bewertungen.

Es gibt einen klaren Zusammenhang zwischen perfektionistischem Handeln und Denken und Störungen wie Schlaflosigkeit, ständigen Grübeleien, Depressionen, Burn-out, Suchtproblemen, Übergewicht. Auch zu ernsthaften Beziehungsproblemen kann der Perfektionismus führen, denn wer zu sich streng ist, geht auch mit anderen oftmals nicht nachsichtig um.

DAS PRINZIP EIGENSINN:
Einfach zufrieden sein

Vor einiger Zeit hat eine US-amerikanische Zeitschrift spaßeshalber errechnet, dass der Tag für uns weit mehr als 24 Stunden haben müsse: 30 Minuten gehen drauf für das Fitnesstraining, 45 Minuten für die Körperpflege, zwei bis vier Stunden verbringen wir in unserer Freizeit vor dem Fernseher oder dem Computer, 1,5 Stunden sitzen wir im Auto oder in öffentlichen Verkehrsmitteln, sieben bis zehn Stunden verschlingt der Beruf, weitere ein bis zwei Stunden gehen mit Haus- und Gartenarbeit drauf, zwei bis drei Stunden für unsere Mahlzeiten, acht bis neun Stunden raubt uns der Schlaf. Daneben sollten wir noch Zeit finden für Sex, den neuesten Roman, für Kino oder Konzert und Freunde zu treffen. Ach ja, Entspannungsübungen gegen den Stress sollten wir auch noch machen ... Insgesamt, so errechneten die amerikanischen Journalisten, wäre ein 42-Stunden-Tag optimal.

Eindrucksvoller können wir uns nicht vor Augen führen, wie aussichtslos der Wunsch nach Perfektion ist. Eigensinnige machen da deshalb nicht mit. Sie wissen, dass sie nicht perfekt sind und wollen es auch gar nicht sein. Sie stellen den Zwang zur Selbstoptimierung grundsätzlich in Frage: »Warum eigentlich soll ich immer besser werden, wenn ich doch mit mir zufrieden bin?« Auch wenn sie im »Zeitalter der Selbstoptimierer« leben, sind sich Eigensinnige sehr darüber bewusst, dass es allen Bemühungen zum Trotz den perfekten Menschen nie geben wird. Sie fühlen sich verstanden von einer Aussage des Psychotherapeuten Elmar Woelm, der unter perfekt sein versteht, »dass jeder Mensch genau so in Ordnung und perfekt ist, wie er ist« und die Attraktivität von Perfektem in Zweifel zieht: »Wie attraktiv sind perfekte Dinge denn wirklich? Und was bedeutet es, perfekt zu sein? Ein perfektes Bild, eine perfekte Skulptur oder ein perfekter Baum – wie würden sie aussehen? Ist es nicht gerade die Abweichung vom Perfekten, was die Dinge wirklich ansprechend und interessant macht?«

Genau das ist die Philosophie, nach der eigensinnige Menschen leben. Auch sie können sich nicht immer den Selbstverbesserungsversprechungen entziehen, aber sie sind sich der Gefahr bewusst und arbeiten gegen die Verführungen zur Optimierung ihres Ichs an. Melden sich ihre inneren Stimmen mit Vorschriften, legen sie ihnen das Handwerk. Und zwar mit diesen Mitteln:

Eigensinnige hören nicht auf die Stimme ihres inneren Antreibers

Sie lassen es nicht zu, dass Ihr innerer Antreiber Ihnen Anweisungen gibt wie »Du sollst nicht, du darfst nicht« (versagen, wütend werden, die Fassung verlieren, unfreundlich sein, Fehler machen) oder »Du musst« (dich mehr anstrengen, fleißiger, pünktlicher, verlässlicher sein). Natürlich schaffen auch eigensinnige Menschen oft nicht, was sie sich für den Tag vorgenommen haben. Sie können es dann auch nicht immer vermeiden, dass sich am Abend ihr Antreiber meldet: »Du hast versagt! Du bist nicht fertig geworden, auf dich ist kein Verlass!« Doch wer eigensinnig ist, glaubt nicht, was er da hört, sondern überprüft: »Richtig ist: Die To-do-Liste ist nicht abgearbeitet. In diesem Punkt hat der Antreiber also recht. Aber bin ich deshalb gleich ein Versager, auf den man sich nicht verlassen kann?« Wann immer eigensinnige Menschen die verurteilende Stimme hören, machen sie sich klar: »Ach, da spricht nur wieder mein Antreiber. Ich höre sie, aber sie gehört nicht zu mir. Sie ist wie die Stimme eines Radiosprechers, hat also mit mir nichts zu tun.«

Eigensinnige Menschen haben keine Angst vor Kritik oder Fehlern

Während Perfektionisten glauben, sie seien in den Augen anderer nur dann etwas wert, wenn sie sich keinerlei Schnitzer erlauben, wissen Eigensinnige, dass Misserfolge und Fehler normal und menschlich sind. Sie leben nach dem Motto: »Nur wer nichts macht, macht auch nichts falsch.«

Eigensinnige wissen: Irren ist menschlich. Und sie halten es mit dem amerikanischen Psychologen William James, der schon 1897 schrieb: »Wenn es keine Fehler gäbe, woher wüssten wir dann, woran wir noch arbeiten müssen?« Und auch heutige Psychologen verweisen auf die Notwendigkeit einer Fehlerkultur, weil nur Fehler uns weiterbringen. Sie sprechen vom »negativen Wissen«, zu denen uns Fehler verhelfen, indem sie uns zeigen, dass eine Sache nicht funktioniert.

Eigensinnige vermeiden das Alles-oder-nichts-Denken

Der Psychologe Michael Mahoney hat bei Menschen, die nach Selbstkontrolle in allen Lebensbereichen streben, das »Heiligen- oder Sündersyndrom« beobachtet: Nimmt sich eine perfekte Person zum Beispiel vor, eine Abmagerungskur zu machen, dann gibt es für sie nur zwei Möglichkeiten. Entweder sie führt die Diät nach einem strengen Plan erfolgreich durch – oder sie versagt. Abweichungen vom Plan darf es nicht geben. Wird sie doch einmal schwach, sieht sie das ganze Vorhaben als gescheitert an – die »Heilige« verwandelt sich in eine »Sünderin«. Schuldgefühle und Selbstverachtung sind die Folge. Ein perfekt-sein-wollender Mensch wird diese unangenehmen Gefühle erst wieder los, wenn er oder sie den nächsten strikten Plan fasst und einen neuen Anlauf nimmt.

Eigensinnige Menschen erwarten erst gar nicht von sich, dass sie ein Vorhaben gleich im ersten Anlauf schaffen. Sie rechnen mit Rückschritten, und sie gestehen sich zu, es sich anders zu überlegen. »Gestern noch wollte ich eine Diät machen, aber heute habe ich keine Lust dazu. Morgen ist auch noch ein Tag.«

Eigensinnige lassen sich nicht verführen

Während Perfektionisten immer auf der Suche nach der besten aller Möglichkeiten sind und sich von der Fülle von Optionen verwirren lassen, legen sich Eigensinnige fest. Haben sie eine Entscheidung getroffen, blenden sie alle anderen aus. Sie haben keinen Plan B und wollen auch keinen haben. Wie schon der Sozialpsychologe Barry Schwartz herausgefunden hat, unterscheiden sich Menschen darin, ob sie nach einer optimalen Wahl streben oder ob sie sich mit »gut genug« zufrieden geben können. Menschen, die in allen Lebensbereichen nach Perfektion streben, die immer nur nach dem Besten suchen und keine Kompromisse eingehen wollen, nennt Schwarz *»Maximicer«*. Sie wollen sichergehen, dass alles, was sie tun und entscheiden, perfekt ist. Maximierer halten ihr Leben für einen Rohdiamanten, der erst durch ihr Zutun zu einem funkelnden, wertvollen Stein werden kann. Maximierer glauben, dass sie eine Schneise schlagen können in die unübersichtliche Welt, dass es einen Weg gibt, auf dem sie sicher vorangehen können. Deshalb tendieren Maximierer dazu, auch nach getroffenen Entscheidungen weiter darüber nachzudenken, ob es nicht doch noch eine andere, bessere Option gibt. Sie lassen sich nicht auf die Gegenwart und ihre Entscheidung ein, sondern surfen weiter in der Zukunft nach dem Optimum.

Eigensinnige Menschen sind wohl selten unter den Maximierern zu finden. Sie haben vielmehr die Einstellung »gut reicht mir« und gehören damit zu den Menschen, die Barry Schwarz *»Satisficer«* nennt. Eigensinnige werden mit der Lösung glücklich, die sie selbst für die bestmögliche halten – und sie interessieren sich nicht dafür, ob jemand anderer eine andere Lösung präferiert und lassen sich auch nicht irritieren, wenn sie einen Testbericht lesen, bei dem ihre gerade gekaufte Espressomaschine nicht so gut wegkommt. Es interessiert sie schlichtweg nicht.

Eigensinnige wissen, dass es ihnen erheblich besser geht, wenn sie mit dem zufrieden sind, was gut genug für sie ist, statt immer nur das Beste zu wollen. Sie bewegen sich in einer Welt voller Wahlmöglichkeiten stressfreier und sind zudem auch noch einverstanden mit dem, was sie haben. Das gilt für Konsumgüter, Berufe, Lebensziele, Partnerschaften, das Körpergewicht und die eigene Sportlichkeit – eben alle

Lebensbereiche, in denen das Gebot »Mach das Beste aus dir« wirksam ist.

Eigensinnige vergleichen sich nicht

Im Jahr 2013 veröffentlichten Forscher der Technischen Universität Darmstadt und der Humboldt-Universität Berlin eine interessante Studie: Sie befragten knapp 600 Facebook-Nutzer, wie sie sich fühlen, wenn sie die Fülle an positiven Posts ihrer »Freunde« konsumieren. Das erstaunliche Ergebnis: Vielen geht es schlecht. Über ein Drittel der Befragten gab zu, sich während und nach der Nutzung von Facebook-Seiten frustriert, unzufrieden, einsam, traurig und neidisch zu fühlen. Im Vergleich zu den vielen positiven Erlebnissen der anderen, erschien diesen Befragten das eigene Leben offensichtlich langweilig und schal. Wenn man glaubt, mit den Facebook-Freunden, die einem ja meist in Lebensstil und sozialem Hintergrund ähnlich sind, nicht mithalten zu können, fühlt man sich als Verlierer. Um dieses scheußliche Gefühl abzumildern, postet man eben selbst die tollsten Erlebnisse, auch wenn sie gar nicht der Wahrheit entsprechen. Das wiederum ruft bei anderen Neid hervor. Die Nutzung von Facebook, so die Berliner Forscher, kann zu einer Neidspirale führen – und dem quälenden Gefühl, nicht gut genug zu sein, immer neue Nahrung geben.

Sich mit anderen zu vergleichen, ist zunächst ein völlig normaler Vorgang. Und ebenso normal ist, sich beim Vergleich nach oben zu orientieren und nicht nach unten. Wenn wir registrieren, was andere erreichen, werden wir angespornt, ihnen nachzueifern. Doch dieser Energieschub ist nur dann zu verzeichnen, wenn der Vergleich nicht allzu negativ für uns selbst ausfällt. Die Kunst ist, trotz aller Vergleiche auf sich selbst bezogen (selbstreferentiell) zu bleiben, das heißt, sich von anderen motivieren zu lassen, ohne aber den eigenen Weg aus den Augen zu verlieren. Selbstreferentielle

Menschen, man könnte auch sagen eigensinnige Menschen, sind ihr eigener Anker. Sie begeben sich nicht in Wettbewerb mit anderen, sondern freuen sich über ihre Fähigkeiten, über ihr Können so wie es ist – und nicht, weil sie im Vergleich zu X oder Y besser, klüger, schöner, schneller, beliebter sind. Das Ausmaß ihrer Zufriedenheit ist der einzige Gradmesser, den eigensinnige Menschen akzeptieren. Und ehe sie einem Veränderungswunsch nachgehen und viel Zeit und Energie in die Selbstverbesserung investieren, fragen Eigensinnige zunächst: Bin wirklich ich es, der die Veränderung will? Oder ist die Veränderung etwas, das »man« von mir erwartet? Welchen Maßstäben oder Ansprüchen will ich warum genügen?

Eigensinnige machen nicht alles mit

Dem gesellschaftlichen Zwang zur ständigen Selbstverbesserung kann sich entziehen, wer den »Wert der Rückständigkeit« erkennt, meint der Autor und Mediziner Till Bastian. »Es ist immer wieder erstaunlich«, so schreibt er, »welche stille Zufriedenheit sich bei Menschen finden lässt, die sich als glückliche Außenseiter aus dem hektischen Weltgetriebe ausklinken.«

Eigensinnige Menschen sind solch glückliche Außenseiter. Sie sind intrinsisch motiviert, das heißt, sie verfolgen nur Ziele und Pläne, die sie wollen und für richtig halten – und entziehen sich externen Vorgaben à la: »Das ist gerade in«, »Das muss man haben«, »Wer nicht mitmacht ist außen vor« oder »Das machen doch schließlich alle«.

Ein Eigensinniger würde wohl nie auf die Idee kommen, seine Zeit damit zu verschwenden, sich die neue Apple Watch zu kaufen – sie zählt nicht nur jeden Schritt, den ihr Besitzer geht, sondern misst auch die Zeiten, in denen er faul auf der Couch liegt – oder sich Apps fürs Smartphone zuzulegen, die den Stresspegel unter Kontrolle halten, die Stimmung überprüfen oder den Alkoholkonsum überwachen. Auch andere digitale »Helfer«, die ihren Nutzern ein besseres, gesünderes, fitteres Leben versprechen – in Wirklichkeit aber den Stress noch erhöhen – interessieren Eigensinnige nicht. Denn abgesehen davon, dass diese Versprechungen nur den Herstellern nutzen: All diese digitalen Spielzeuge rauben wertvolle Zeit. Und noch schlimmer: Sie machen abhängig und schränken das Selbstbestimmungsrecht ein. Wie schrieb Axel Hacke im SZ-Magazin in seiner Kolumne *Das Beste aus aller Welt*? »Es gab mal den schönen Gedanken vom selbstbestimmten Menschen. Gibt es ein selbstbestimmtes Leben mit einer vorwurfsvollen Uhr am Arm?« Und er weist darauf hin: *Watch* heißt zwar im Englischen »Armbanduhr«, aber *to watch* hat eine andere Bedeutung, nämlich »beobachten«. Und das, so meint Axel Hacke, sei im Falle der Apple Watch »offensichtlich die wichtigere Bedeutung«.

Eigensinnige Menschen wollen nicht beobachtet und überwacht werden, sie wollen sich nicht von einer tyrannischen Uhr am Arm (und auch von sonst niemandem) sagen lassen, was sie tun und lassen sollen oder wie gut oder wie schlecht sie »performen«. Eigensinnige Menschen wollen daher auf keinen Fall ein Mitglied der *Quantified-Self*-Bewegung sein. Sie bewahren sich ihren kritischen Geist und bleiben misstrauisch. Sie geben ihre Autonomie nicht an Computer ab, sondern leben nach Möglichkeit digital asketisch. Niemals würden sie ihre sensiblen Gesundheitsinformationen einer Online-Community anvertrauen, denn sie fürchten, dass die *Quantified-Self*-Bewegung die vollständige Kontrolle aller bisher unbewussten Körperfunktionen anstrebt. Wohin das im Extremfall führen kann, zeigt ein Beispiel aus den USA: Dort verlangt die Apothekenkette CVS von ihren Mitarbeitern, dass sie bestimmte Körperdaten wie Gewicht, Blutzuckerspiegel und Körperfettwerte regelmäßig erfassen und an den Arbeitgeber weitergeben. Weigern sie sich, können sie die betriebliche Krankenversicherung nicht zum üblichen Preis abschließen, sondern müssen dafür tiefer in die Tasche greifen.

Wenn Sie eigensinniger werden, dann heißt das nicht, dass Sie sich selbstzufrieden zur Ruhe setzen. Natürlich wollen Sie sich auch als eigensinniger Mensch verbessern und weiterentwickeln. Aber Sie wollen es nur in jenen Bereichen, die Ihnen wichtig sind. Sie achten darauf, dass die Ziele, die Sie sich stecken, tatsächlich Ihre Ziele sind und Ihnen nicht von anderen vorgegeben werden. Denn schädlich wird der Wunsch nach Selbstverbesserung nur dann, wenn wir eine Diskrepanz erleben zwischen unserem aktuellen Selbst (also der Wahrnehmung »So bin ich«), dem idealen Selbst (»So möchte ich sein«) und dem Soll-Selbst (»Das erwarten andere von mir«). Auch als eigensinniger Mensch streben Sie durchaus nach einem idealeren Selbst, aber Sie interessieren sich sehr viel weniger als nichteigensinnige dafür, was andere von Ihnen erwarten, was andere für richtig halten oder was gerade »angesagt« ist.

EIGENSINNIG WERDEN

Eigensinnige Menschen

- lassen sich nicht von Selbstverbesserungsvorschlägen verführen,
- begeben sich nicht in die Abhängigkeit von digitalen Gesundheitsprogrammen, die ihnen sagen, wie viel Schritte sie am Tag gegangen sind und ob sie zu viel gegessen haben,
- sehen im Perfektsein kein erstrebenswertes Ziel,
- sehen in Fehlern eine Lernchance. Sie machen sich nicht runter, wenn etwas nicht klappt,
- widersetzen sich ihrem inneren Antreiber, der niemals zufrieden ist,
- sind ihr eigener Maßstab. Wichtig ist ihnen, was mit ihren eigenen Zielen zu tun hat. Sie begeben sich nicht in Wettbewerb mit anderen, die womöglich Ziele verfolgen, die ihnen gleichgültig sind.

»Von all den vielen Tugenden, von denen wir in Büchern lesen und Lehrer reden hören, kann ich nicht viel halten. Und doch könnte man alle die vielen Tugenden, die der Mensch sich erfunden hat, mit einem einzigen Namen umfassen. Tugend ist: Gehorsam. Die Frage ist nur, wem man gehorche. Nämlich auch der Eigensinn ist Gehorsam. Aber alle anderen (...) Tugenden sind Gehorsam gegen Gesetze, die von Menschen gegeben sind. Einzig der Eigensinn ist es, der nach diesen Gesetzen nicht fragt. Wer eigensinnig ist, gehorcht einem anderen Gesetz, einem einzigen, unbedingt heiligen, dem Gesetz in sich selbst, dem ›Sinn‹ des ›Eigenen‹.«

Hermann Hesse

»Ich finde alles so sinnlos«

Jahrelang hatte er die Musik als Zweitjob betrieben – neben seinem Hauptberuf als Kardiologe. Aber irgendwann musste er sich entscheiden. Und Georg Ringsgwandl entschied sich gegen den lukrativen, sicheren Arztberuf und für die Musik und das Kabarett. »Ich war sehr gerne Arzt, doch meine Stelle war mir zu riskant: Sie barg das Risiko, dass viele schöne Dinge, die ich mit meiner Begabung machen konnte, mir auf alle Zeiten verwehrt bleiben würden. Als Arzt kannst du vielleicht noch Golf spielen und einen albernen Kochkurs bei einem Fernsehkoch machen – aber das war's dann. Diese Perspektive fand ich beängstigend. Eigentlich pervers: Ich hatte drei kleine Töchter und Hunderttausende Mark Schulden wegen des Hauses. Doch ich war so arrogant zu glauben, mein Talent würde ausreichen, um unsere Mägen zu füllen.«

Georg Ringsgwandl hat es als Musiker und Kabarettist geschafft: Er lebt das Leben, das er für sich als das einzig richtige erkannt hat. Er hätte als Mediziner eine Karriere machen und sehr viel Geld verdienen können. Sorgen um die Raten fürs Haus oder die Ausbildung seiner Töchter hätte er sich keine mehr zu machen brauchen. Er aber wählte die ungewisse Existenz eines Künstlers, vielleicht auch, wie er mutmaßt, weil sein Vater, der ein guter Maler war, seine Kunst nie ausgelebt hat: »Vielleicht hat er es geschätzt, dass ich den Mut hatte, meinen Weg abseits einer bürgerlich-behäbigen Laufbahn zu suchen«, wie er im Interview mit Marco Schmidt von der Frankfurter Allgemeinen Zeitung meinte.

Der Schauspieler Kevin Spacey traf 1999 ebenfalls eine weitreichende Entscheidung. Nach seinem großen Erfolg in dem Film *American Beauty* erwartete jeder von ihm, dass er seine Filmkarriere fortsetzen würde. Doch Spacey entschied sich anders: Er zog nach London und übernahm die Leitung des *Old Vic Theatre*. Warum tat er das? »Ich wollte das Gefühl haben, nützlich zu sein«, so der Schauspieler. »Es ging darum, etwas aufzubauen, das nicht nur mit mir selbst zu tun hatte. Filme brauchen meine Hilfe nicht. Dieses besondere Theater schon.« Spacey hauchte dem *Old Vic Theatre* neues Leben ein, es finden wieder Inszenierungen statt, und vor allem ist es eine wichtige Ausbildungsstätte für junge Menschen.

Der österreichische Kabarettist und Schauspieler Roland Düringer änderte Ende des Jahres 2012 sein Leben grundlegend. Er gab öffentlich bekannt: Ab 1. Januar 2013 werde er sein Leben entrümpeln und vereinfachen, er werde nach Bedingungen leben, wie sie in seiner frühesten Jugend, in den 1970er Jahren, geherrscht hatten. Das bedeutete vor allem: keine Kreditkarten, kein Handy, sondern Festnetz, kein E-Mail, kein Fernseher. »Ich muss nicht immer und sofort erreichbar sein. Ich bin ja nicht die Feuerwehr.«

Angie Sebrich ist Kommunikationstrainerin beim Musiksender MTV und auf dem Höhepunkt ihrer Karriere, als sie Mike kennenlernt. Die Liebe zu diesem Mann erinnert die PR-Frau, die bislang ihren Job als »Traumjob« betrachtet hatte, an ihre früheren Träume: Sie wünschte sich einen Partner, der mit ihr auf einer Wellenlänge liegt, sie wollte Kinder und einen Hund. Doch ihr Aufstieg in der Medienwelt drängte diese Träume in den Hintergrund. Stattdessen: Dienstreisen, Meetings, Partys bis in die Nacht. Die Situation damals beschrieb Sebrich im Gespräch mit der Journalistin Christine Demmer so: »Viel Stress, wenig Freizeit. Kaum Zeit für mich und meine Lieben.« Mike aber beeindruckte dieses Leben nicht. Statt sie zu bewundern, bemitleidete er sie. Das brachte Angie Sebrich zum Nachdenken. Als die beiden im Urlaub ein Paar kennenlernten, das eine Jugendherberge leitete und ihnen von einem unbewirtschafteten Haus im bayerischen Sudelfeld berichteten, fiel die Entscheidung: Sebrich kündigte beim Sender MTV und übernahm mit Mike die Leitung der Jugendherberge in Sudelfeld. Sie tauschte ihr glamouröses, gehetztes Medienleben gegen »wertvollere, bodenständige« Arbeit und gewann »mehr Zeit für sich selbst und den anderen«.

Vier ziemlich eigensinnige Entscheidungen. Natürlich brauchten Ringsgwandl, Spacey und Düringer ein gehöriges Quäntchen Mut für diese drastischen Lebensveränderungen. Nicht jedem ist dieser Mut gegeben. Und nicht immer kann man im Leben so handeln, wie man will. Man unterliegt sozialen Zwängen, glaubt, keine andere Wahl zu haben. Oftmals aber geht man auch aus Bequemlichkeit den einfacheren Weg. Man hat sich in stabilen Verhältnissen eingerichtet und sagt sich: »So ist das Leben eben.« Und doch: Dieses Arrangement ist oft mit einem leisen seelischen Schmerz erkauft, mit faulen Kompromissen, mit einem Verzicht auf etwas Wesentliches, mit einem grundsätzlichen Unbehagen. Immer öfter regt sich der Verdacht, in einer Sackgasse gelandet zu sein: Der Status quo fühlt sich manchmal wie ein Gefängnis an. Man ist festgefahren: Der Job ist nur noch langweilige Routine, ein Netz aus Verpflichtungen und Rücksichtnahmen macht einen regelrecht bewegungslos, und die immer gleichen Rituale langweilen.

Der US-amerikanische Folksänger Pete Seeger, der 2014 im Alter von 95 Jahren verstarb, hat diese Uniformität des Lebens in einem Song auf beklemmende Weise zum Ausdruck gebracht. Wir alle leben in »little boxes on the hillside, little boxes all the same«, so eine Zeile des Songtextes. Zwar ist die eine »Schachtel« grün gestrichen, die andere rosa und die andere gelb – aber diese Buntheit täuscht nicht darüber hinweg, dass das Leben in den kleinen Häusern da auf den Hügeln eins wie das andere ist. Hatten die Menschen in diesen »kleinen Schachteln« nicht mal andere Träume, als ein kleines Häuschen zu bewohnen, zur Arbeit zu gehen, Geld zu verdienen, Kinder groß zu ziehen? Was ist aus all ihren Interessen, Ambitionen und Plänen geworden?

Fragen, die sich wohl jedem von uns hin und wieder aufdrängen. Was haben wir aus unseren Talenten gemacht? Wann sind wir von unserem Weg abgebogen und warum? Doch ehe es zu unangenehm wird, hören wir auf, nach Antworten zu suchen und wiegeln lieber ab. Wir reden uns ein, dass das vage Unbehagen, das Gefühl der inneren Leere und Unzufriedenheit unausweichlich und völlig normal sind. »So geht es schließlich allen. Die anderen sind auch nicht glücklicher.«

Oftmals beherrschen wir das Kompromisseschließen so perfekt, dass wir gar nicht mehr bewusst wahrnehmen, dass das, was wir wirklich wollen (oder früher einmal wollten), immer mehr in den Hintergrund geraten ist. Ja, sicher, da sind die immer wiederkehrenden Schmerzen, für die es keinen medizinischen Befund gibt; da sind die schlaflosen Nächte; da ist das diffuse Gefühl, in einem falschen Film gelandet zu sein; da ist die fehlende Begeisterungsfähigkeit und die mangelnde Neugier aufs Leben; und da ist unsere Gereiztheit, die die Lebensfreude verdrängt hat.

Wenn wir uns in einer solchen oder ähnlichen Situation befinden, stecken wir in unserer kleinen Box fest. Der Verdacht liegt nahe, dass wir nicht *unser* Leben führen, sondern eines, das sich so ergeben hat. Oder schlimmer noch: das andere für uns eingerichtet haben. Das aber wollen wir nicht wahrhaben, im Gegenteil: Wir glauben, dass wir die Box freiwillig gewählt haben – das Arrangement hat ja auch durchaus seine Vorteile. Alles ist geregelt, sicher und überschaubar. Das ist nicht gerade berauschend, aber auch nicht dramatisch schlecht. Immerhin fühlen wir uns einigermaßen sicher.

Wohl jeder, der zu irgendeinem Zeitpunkt erkennt, dass

er die Weichen in seinem Leben falsch gestellt hat, reagiert erst einmal abwehrend und verleugnend. Zu schmerzlich ist die Erkenntnis, dass viele wichtige Aspekte der eigenen Persönlichkeit auf der Strecke geblieben sind. Und schließlich: Dem Eingeständnis, dass ein anderes Leben richtiger wäre, müssten Konsequenzen folgen. Das aber macht Angst und wird mit »guten« Argumenten abgewehrt: »Für eine Veränderung ist es jetzt zu spät.«, »Das kann ich meiner Familie nicht antun.«, »Das kann ich später immer noch ändern.« Nur: Wann ist später?

Wenn man solche Gedanken kennt, kann man davon ausgehen, dass man auf einer gut ausgebauten, aber eintönigen Autobahn des Lebens gelandet ist, auf der man einfach weiterrast ohne genau zu wissen, welches Ziel man eigentlich erreichen will. Sicher weiß man nur: Den eigenen Weg hat man verlassen, das eigene Ziel ist abhandengekommen.

Wie lässt sich dieser Prozess stoppen? Wie kann man gegensteuern und die Trägheit überwinden, die einen befallen hat? Gibt es überhaupt einen Weg aus der *little box*, in der man sich eingerichtet hat?

DAS PRINZIP EIGENSINN: Eigene Gründe fürs Leben finden

Eines Tages bemerkte die Journalistin Nataly Bleuel, dass sie nicht das Leben lebt, das ihr entspricht. »Mitten im Leben« spürte sie eine Leere. »Ich sah mir dabei zu, wie ich durch mein hippes Berliner Viertel lief, alles nett, alles adrett. Ich schaute hinter die Fassaden und sah all die Leute, uns, auf dem Sofa sitzen. Wie wir nach vollbrachtem Tagewerk – müde, selbstbezogen und zu nichts anderem mehr fähig – der Welt beim Untergehen zusahen, in weiter Ferne, so nah«, beschreibt Bleuel in einem Artikel der *Süddeutschen Zeitung* einen Zustand, der vielen Menschen nicht unbekannt sein dürfte. »Ich blieb stehen und dachte: Dein Leben ist halb rum. Du musst jetzt ernst machen. Mit dem, was du eigentlich wolltest. Die Zeit tickt. Nimm Haltung an! Jetzt! Eine Hälfte liegt noch vor dir! Tu was! Raus hier!«

Und Nataly Bleuel beließ es nicht bei dem Gedanken »so geht es nicht mehr weiter«. Sie hat gehandelt. »Ich bin raus aus der Rama-Familie, aus dem Ideal, an dem meine Freundinnen verzweifelten. Raus aus einer Erziehung, die sich nur an Leistung orientiert – damit meine Kinder nicht mit 17 in die Top-Posten des Kapitals streben. Und raus aus unserer Kultur, rein in solche, die auch andere Werte achten: Gastfreundschaft, Lebensfreude.«

Manche Menschen, die zu irgendeinem Zeitpunkt merken, dass sie kein selbstgewähltes Leben führen, ziehen die Notbremse und steigen aus. Über solche drastischen Lebensveränderungen berichten die Medien meist mit großer Bewunderung. Kein Wunder, denn die Vorstellung, sich aus der Tretmühle des Alltags zurückzuziehen, ist für alle verlockend, die in der *little-boxes*-Falle stecken. Aber die Konsequenzen, die aus diesem Schritt erfolgen, sind es weniger. Wer so radikal eigene Wege gehen will, muss bereit sein, wie der Psychoanalytiker Erich Fromm schrieb, alle Sicherheiten aufzugeben und den Mut aufbringen, »sich von den anderen zu unterscheiden und die Isolierung zu ertragen«, die damit verbunden ist.

Verständlich, wenn man angesichts dieser Konsequenzen schnell ein »Ja, aber« formuliert. Man würde ja auch gerne ... aber wer kann schon seinem Leben einfach den Rücken drehen? Die Kinder wollen ernährt, Raten abbezahlt, Urlaube finanziert werden. Sobald man über konkrete Veränderungen nachdenkt, kommt man oft schnell zu dem Ergebnis, dass man nur wenige bis keine Möglichkeiten hat, sein Leben in wünschenswertere Bahnen zu lenken. Und begräbt die Sehnsucht nach dem eigenen Leben ganz tief in seinem Herzen.

Doch jeder Mensch hat zu jedem Zeitpunkt seines Lebens eine Wahl. Davon ist der Sozialpsychologe Mihaly Csikszentmihalyi überzeugt: »Zwischen dem Jetzt und dem unvermeidlichen Ende unserer Tage können wir entscheiden, zu leben oder zu sterben.« Wenn man sich entscheidet zu leben, dann darf man sich allerdings nicht zurücklehnen und abwarten, was passiert. Man muss dem Leben aktiv eine Richtung geben. Tut man das nicht, dann »wird es von außen beherrscht werden und dem Ziel irgendeiner anderen treibenden Kraft dienen«, warnt Csikszentmihalyi. Wenn man darauf verzichtet, aktiv das eigene Leben zu gestalten, wird man von den sozialen und gesellschaftlichen Zwängen und von den Erwartungen anderer bestimmt. Man verfolgt dann deren Ziele, hält für richtig, was sie für richtig halten, und müht sich um Erfolge in Bereichen, die einem in Wirklichkeit nicht viel bedeuten. Kurz: Man verzichtet darauf, seinem Leben einen eigenen Sinn zu geben.

Eigensinnig nach dem eigenen Sinn suchen

Was ist mir im Leben wichtig? Wer oder was beeinflusst mich? Gibt es in meinem Leben Menschen, die genau wissen, was gut für mich ist? Welche Menschen bewundere ich? Was haben diese, was ich nicht habe? Welche Art von Person will ich ganz bestimmt nicht sein? Welche Werte finde ich wichtig? Bin ich stolz auf mich und das, was ich tue? Was macht mein Leben lebenswert, was belastet es? Was brauche ich, um ganz ich selbst sein zu können? Gefällt mir das Leben, so wie ich es im Moment führe, oder müsste ich die Weichen anders stellen?

Wenn wir uns diese Fragen stellen, sind wir im wahrsten

Sinn des Wortes eigensinnig. Denn mit diesen Fragen erforschen wir, welchen eigenen Sinn wir unserem Leben geben. Zugleich sind es mutige Fragen. Denn möglicherweise konfrontieren die Antworten, die wir finden, uns mit der schwierigen Aufgabe: »Du musst dein Leben ändern!«

Das muss nicht bedeuten, dass wir unbedingt aus unserem bisherigen Leben ausbrechen, alles hinschmeißen und neu beginnen. Das ist oftmals gar nicht möglich. Aber auch wenn bestimmte Rahmenbedingungen kaum veränderbar sind, so können wir doch unserem Leben einen eigenen Sinn geben – indem wir sorgsam darauf achten, dass wir in vier wichtigen Bereichen eigensinnig sind und

- überwiegend nur das tun, was für uns persönlich eine Bedeutung hat,
- nach Möglichkeit nur die Ziele verfolgen, die wir uns selbst gewählt haben,
- Rücksicht nehmen auf unsere eigenen Bedürfnisse,
- nicht falschen Glücksversprechungen auf den Leim gehen.

Eigensinnige fragen nach der Bedeutsamkeit ihres Tuns

Was immer wir tun, es sollte für uns wichtig sein und eine Bedeutung haben. Es ist natürlich individuell unterschiedlich, was man als »sinnvoll« empfindet, aber es gibt allgemeine Merkmale, die eine Tätigkeit zu einer sinnvollen machen. Der Ökonom Ernst Friedrich Schumacher hat diese Merkmale in seinem Buch *Small is beautiful* (deutsch: Die Rückkehr zum menschlichen Maß) beschrieben: Eine sinnvolle Tätigkeit, so Schumacher, hilft einem Menschen, »aus seiner Ichbezogenheit herauszutreten, indem sie ihn mit anderen Menschen in einer gemeinsamen Aufgabe verbindet, und sie erzeugt die Güter und Dienstleistungen, die für ein menschenwürdiges Dasein erforderlich sind.«

Ähnlich argumentiert auch der Psychologe Howard Gardner von der Harvard University, der zusammen mit seinen Kollegen Mihaly Csikszentmihalyi und William Damon im *Good Work Project* untersuchte, wann eine Arbeit heutzutage als sinnvoll empfunden wird. Dabei stellte sich als zentral heraus, dass Menschen eine Tätigkeit dann als sinnvoll empfinden, wenn diese eine zentrale Mission hat, die ihnen entspricht (»Als Arzt will ich Menschen helfen«, »Ich will als Kfz-Techniker die Autos sicherer machen«) und wenn sie auf ihr Tun stolz sein können und nicht wegschauen müssen, wenn sie sich morgens im Spiegel erblicken. »Moralische Identität« nennen das die Forscher. Menschen, die sinnvoll tätig sind, so die Definition der drei Wissenschaftler »streben nicht nur Geld oder Ruhm an, sie wählen im Konfliktfall nicht den Weg des geringsten Widerstandes, sondern sind sich ihrer Verantwortlichkeit bewusst ebenso wie den Konsequenzen, die ihr berufliches Tun hat. Im besten Fall sind sie bemüht, in einer verantwortlichen Art und Weise ihren persönlichen Zielen gerecht zu werden, ihrer Mission oder ihrer Berufung.« Dabei ist es völlig gleichgültig, in welchem Bereich man tätig ist. Einen eigenen Sinn kann man überall finden. Es ist keine Frage der Schichtzugehörigkeit oder der Bildung. Ein Müllmann, der weggeworfenes Spielzeug vor der Vernichtung rettet, es in seiner Freizeit repariert und es dann an bedürftige Kinder verschenkt, findet sein Tun sicher ebenso sinnvoll und bedeutsam, wie ein Arzt, der Leben rettet.

Sinnvoll ist übrigens nicht nur das, was einem Spaß macht. Im Gegenteil: »Beim Sinn geht es darum, das persönlich Richtige und Wertvolle zu tun, das Sinnvolle hat Vorrang vor dem Angenehmen«, erklärt die Innsbrucker Psychologin und Sinnforscherin Tatjana Schnell. »Das ist oft anstrengend und fühlt sich nicht immer nur gut an.« Was uns Freude macht, muss also nicht sinnvoll sein. Und was sinnvoll ist, macht nicht in jedem Fall Freude. Warum zum Beispiel entscheiden sich Menschen für Kinder? Weil sie Freude haben wollen? Wohl kaum, denn mit Kindern wird man nicht automatisch glücklich, wie der Psychologieprofessor Paul Dolan meint. Als er Vater wurde, hatte er nicht erwartet, dass die damit verbundenen Tätigkeiten voller Freude sein würden, »und bestimmt nicht, dass sie so viel Spaß machen würden wie ein Kneipenabend mit meinen Freunden. Da ich aber stark hoffte, dass die eigenen Kinder meinem mit Freude erfüllten Leben mehr Sinnhaftigkeit verleihen und mich dadurch glücklicher machen würden, entschied ich mich für den Sprung ins kalte Wasser.«

Paul Dolan hat sich, wie Kevin Spacey, Georg Ringsgwandl, Angie Sebrich, Nathalie Bleuel und der unbekannte Müllarbeiter, für sinnvolles Tun entschieden. All diese Beispiele zeigen, wie wichtig es ist, eine Tätigkeit zu finden, welche mit den persönlichen Zielen vereinbar ist und die es einem ermöglicht, wie Schumacher es formulierte, »dem Guten nachzustreben, dem Nächsten zu dienen und sich selbst zu entwickeln«.

Um das zu erreichen, muss man nicht radikal aus seiner *little box* ausbrechen. Selbst durch kleine Korrekturen und Richtungsänderungen kann man Freiräume schaffen: Zum Beispiel, indem man ein paar Stunden in der Woche weniger arbeitet, eine Position mit weniger Verantwortung annimmt und dadurch Zeit gewinnt für das, was Sozialwissenschaftler als die »wahren« Glücksfaktoren identifiziert haben: Soziale Kontakte und altruistisches Verhalten machen einen Menschen sehr viel zufriedener als materieller Wohlstand. »Man wird sein Leben umso sinnstiftender erfahren, je stärker man es in einem das Ich überschreitenden, übergeordneten Zusammenhang einbetten kann und Verantwortung übernimmt«, sagt Tatjana Schnell. Für die wichtigste Sinnquelle überhaupt hält die Psychologin, wenn wir »etwas von bleibendem Wert tun oder schaffen«, wenn wir generativ sind und unsere Erfahrungen, unser Wissen und Können weitergeben.

Eigensinnige verfolgen intrinsische Ziele

Ein sinnvolles Leben hat Ziele – eigene Ziele. Wir sollten wissen, wohin wir wollen, welche Ziele uns entsprechen. Was aber sind richtige, sinnvolle Ziele? Ein sinnvolles eigensinniges Ziel hat man sich selbst ausgesucht, es kommt von »innen«. Die Psychologie spricht von »intrinsischen« Zielen, im Gegensatz zu »extrinsischen«, die von außen – von anderen Menschen, den Umständen – gesetzt werden. Ein Ziel, das nicht von innen kommt, ist zum Beispiel daran zu erkennen, dass es in die »Ich sollte«-Kategorie fällt: »Ich sollte schlanker werden, ich sollte mehr Sport treiben, ich sollte mich mehr anstrengen ...« Sobald man »Ich sollte« sagt, ist das ein Zeichen dafür, dass man sich das Ziel nicht selbst ausgesucht hat.

Ein weiteres Merkmal sinnvoller Ziele ist, dass man sie mit Leidenschaft und Freude verfolgt. Wenn einem etwas wirklich an dem Plan liegt, den man gefasst hat, wenn man mit ganzem Herzen und voller Ungeduld dabei ist, dann kann man sicher sein, dass es sich um ein selbst gewähltes Ziel handelt, dem man einen eigenen Sinn abgewinnen kann.

Zudem fühlen sich sinnvolle Ziele »stimmig« an: Das, was wir tun und anstreben, sollte mit unseren Lebenszielen und Werten zusammenpassen. »Es geht darum«, erklärt Tatjana Schnell, »sich selbst treu zu bleiben – was auch heißen kann, sich bestimmten Praktiken zu verweigern. Das bedeutet auch: Position beziehen, uns engagieren, leidenschaftlich für das eintreten, was uns wichtig ist, oder für das offen einzutreten, was man für richtig hält.«

Eigensinnige sorgen für die Realisierung ihrer Wünsche

»Angenommen, Sie hätten mehr Zeit: Was würden Sie gerne damit anfangen? Nennen Sie mindestens zehn Wünsche, die Sie sich erfüllen wollen.« Diese kleine Übung bringt für denjenigen, der sich darauf einlässt, oft erschreckende Aha-Erlebnisse. Erschreckend deshalb, weil schnell klar wird, auf wie vieles man im Leben verzichtet – zugunsten von Pflichten, Aufgaben, Rücksichtnahmen. Aus Zeitmangel, Erschöpfung oder manchmal auch Bequemlichkeit lassen Sie wichtige Wünsche in der Ecke eines viel zu voll gepackten Lebens verstauben.

Wenn Sie nach zehn unerfüllten Wünschen fahnden, werden Sie schnell merken: Es handelt sich dabei meist gar nicht um große Pläne und Ziele, sondern um kleine Sehnsüchte, die auf den ersten Blick ganz unspektakulär erscheinen. Vielleicht stellen Sie fest, dass Sie schon lange nicht mehr bei der Lektüre eines spannenden Buches die Zeit vergessen haben. Oder wie sehr es Ihnen fehlt, die beste Freundin, die inzwischen weit entfernt lebt, zu besuchen. Oder wie schön es wäre, wenn Sie Ihr Maltalent ausbauen könnten oder endlich Zeit hätten, Italienisch zu lernen. So klein die Wünsche sind, Sie haben ganz großen Einfluss darauf, wenn es gilt, mehr eigenen Sinn ins Leben zu bringen. Denn in einem sinnvollen, eigensinnigen Leben finden Sie Zeit für Ihre kleinen Freuden. Sie räumen gerade ihnen genügend Platz frei, indem Sie nicht auf sie, sondern auf weniger Sinnstiftendes verzichten.

Eigensinnige wissen, was sie wirklich glücklich macht

»Wir können alles haben, was wir wollen, solange wir ein Leben wollen, in dem wir kräftezehrende Arbeit verrichten, die für die meisten von uns nicht genug Geld einbringt, Sachen kaufen, die wir nicht brauchen, und soziale und sexuelle Regeln befolgen, die unter den dicken Schichten aus Kitsch und

Werbung so starr sind wie eh und je«, schreibt die junge Feministin Laurie Penny in ihrem Buch *Unsagbare Dinge*.

Wollen wir dieses Leben? Hat das wirklich noch etwas mit uns selbst zu tun? Welchen Sinn hat dieser Kreislauf von Schuften – Erschöpfung – Konsum – Schuften – Erschöpfung? Viele Menschen spüren längst die Auswirkungen eines Lebens, das am Eigentlichen vorbeigeht, doch nur wenige halten bislang inne und sagen eigensinnig: »So nicht mehr!« Sie beantworten die Frage: »Was ist ein gutes Leben, und was brauche ich dafür?« grundlegend anders als dies Menschen tun, die nicht nach eigenen Gründen für ihr Handeln fragen. Ein gutes Leben ist für sie keines, dem sie immer mehr hinzufügen müssen, das von einem Erfolg zum anderen hetzt. Ein gutes Leben orientiert sich nicht an den Vorgaben der Konsumgesellschaft, die uns via Werbung eintrichtert, was wir angeblich dringend für unser Glück brauchen. Eigensinnige Menschen erforschen die Grundlagen eines guten Lebens mit eigensinnigen Fragen. Sie wollen wissen: Was brauche ich *nicht* dafür? Konkreter: Was brauche ich *überhaupt*?

Wohl jeder kennt diese Situation: Wenn man unzufrieden oder gar über sich selbst enttäuscht ist, greift man gerne zu Ablenkungen und Zerstreuungen aller Art. Fernsehen, Essen, Trinken, Flucht in Arbeit oder Sport betäuben oder überspielen die unangenehmen Gefühle, die das Leben in einer nicht wirklich selbst gewählten *little box* hervorruft. Auch Konsum ist eine bewährte Ablenkungsstrategie. Wenn man schon so hart arbeitet, dann will man auch eine Belohnung! Von der Stimme, die uns nach einem anstrengenden Arbeitstag einflüstert: »Geh und kauf dir was Schönes«, lassen wir Überarbeiteten und Unzufriedenen uns immer wieder zu überflüssigen Impulskäufen verführen: Wenn wir erschöpft und mit uns selbst nicht im Reinen sind, gehen wir shoppen!

Die Schweizer Sozialwissenschaftlerin Verena Maag hat in ihrer Dissertation die Kaufmotive von Männern und Frauen erforscht und fand bestätigt, dass viele Menschen ihr Geld aus einem Impuls heraus ausgeben. Aussagen wie: »Manchmal sehe ich etwas und fühle einen unwiderstehlichen Impuls, es zu kaufen«, »Nach dem Kauf frage ich mich oft, ob es wirklich so wichtig war«, »Ich habe schon oft etwas gekauft, das ich dann nicht benutzt habe« belegen, dass das Kaufen häufig als »Flucht vor dem unerfreulichen Alltag und zur Entspannung« eingesetzt wird, wie Maag schreibt. Bei manchen artet dies in eine regelrechte Kaufsucht aus: Schätzungsweise fünf bis acht Prozent der erwachsenen Bevölkerung sind in den westlichen Industrienationen davon betroffen.

Doch die Flucht aus dem unbefriedigenden Alltag durch Konsum gelingt nur kurzfristig. Das bestätigt die Alltagserfahrung, das bestätigt auch Thomas DeLeire, Professor an der *University of Washington* in Madison. Er wollte in einer großen Studie mit 20 000 Menschen über 50 Jahren wissen, wofür sie ihr Geld ausgaben und wie glücklich sie mit den getätigten Käufen waren. Ergebnis: Die meisten Ausgaben, welche die Befragten getätigt haben, erhöhten ihre Zufriedenheit nicht.

Studien und Umfragen aus dem Bereich der Glücksforschung belegen es seit Jahren: Die Menschen in Westeuropa sind – trotz steigenden Wohlstands – in den letzten drei bis vier Jahrzehnten nicht wirklich glücklicher geworden. Das Leben im Wohlstand (zu dem allerdings nicht alle Menschen in gleicher Weise Zugang haben) genießen wir, aber noch mehr davon macht uns nicht unbedingt glücklicher. Zwar sind Menschen, die mehr Geld zur Verfügung haben, glücklicher als jene, die wenig haben und sich kaum etwas gönnen können. Aber der Zusammenhang zwischen Glück und Geld ist schwächer, als wir gemeinhin glauben. Würden wir unser Gehalt verdoppeln können, dann wären wir sicher einen Moment lang glücklich, nur würde dieser Moment schnell vorüber sein. Glücksforscher erklären das unter anderem mit der Macht der Gewohnheit. Sie verhindert, dass wir langfristig an Materiellem Freude haben. Ein Beispiel: Sozialwissenschaftler haben in einer Studie die Besitzer teurer Autos und die Fahrer normaler Wagen gefragt, wie groß das Vergnügen ihrer letzten Autofahrt gewesen sei. Ob die Fahrzeuge der Luxusklasse angehörten oder eher der Kategorie »fahrbarer Untersatz« hatte keinerlei Einfluss. Sobald man sich daran gewöhnt hat, verliert man die Vorzüge eines Flitzers aus der Premiumleague aus dem Blickfeld.

Der Grund für dieses Phänomen: Alles, was man gemeinhin als lustvoll und erstrebenswert erachtet, unterliegt dem Gesetz der »hedonistischen Tretmühle«. Das heißt: Materielle Dinge verlieren ihren Reiz, sobald man sie in Besitz genommen hat. Man gewöhnt sich sehr schnell an das, was einen eigentlich langfristig glücklich machen sollte. Und deshalb muss man ständig die Dosis steigern. Sobald die Freude am schicken Pullover oder der tollen Espressomaschine nachlässt, geht man wieder auf die Einkaufspirsch, auf die Jagd nach dem nächsten kurzfristigen Glückskick. Einzige Ausnahme: Wenn man sein Geld ganz eigensinnig nur für das ausgibt, was einem langfristig Freude macht, dann kann in diesem Konsum durchaus ein langfristiger Gewinn liegen. Das ist dann der Fall, wenn man in persönliche Erlebnisse oder in andere Menschen investiert.

Thomas DeLeire hat in seiner bereits erwähnten Studie festgestellt, dass Konsum nur dann die Zufriedenheit erhöhte, wenn er zu Erlebnissen und sozialen Kontakten verhalf. Eine Investition in Theaterkarten, in einen Sprachkurs oder in einen Restaurantbesuch lohnt sich und schafft tatsächlich einen gesunden Ausgleich zu den Anforderungen des Alltags. Zudem macht die Erinnerung an ein Erlebnis glücklicher als die Erinnerung an einen gekauften Gegenstand. Wer denkt schon während des Tages mit angenehmen Gefühlen an die neu erworbene Designerlampe im Wohnzimmer? Oder den sündhaft teuren Kashmirpullover, den man eigentlich nicht braucht, dessen Farbe es einem aber angetan hatte? Das verlängerte Wochenende, das man mit Freunden auf dem Land verbracht hat, geht man dagegen immer wieder gerne in der Erinnerung durch: die Gespräche beim gemeinsamen Essen, der tolle Spaziergang am Strand, auch die schwierige Diskussion mit dem Freund, die etwas Wichtiges geklärt hat.

Sein schwer verdientes Einkommen bewusst für Erlebnisse zu investieren, ist eine Möglichkeit der eigensinnigen Sinnsuche. Auch die Entscheidung, für ein einfacheres Leben, dem nicht immer mehr Dinge hinzugefügt werden müssen, sondern das geprägt ist von den eigenen Bedürfnissen und Zielen, gibt dem Leben jenen Eigen-Sinn, der zufrieden und glücklich macht.

Eigensinnige Menschen wissen, dass ihr Glück nur zu einem geringen Teil von äußeren Umständen abhängt. Wirklich glücklich machen sie andere Dinge. Deren gemeinsamer Nenner: Es gibt sie nicht zu kaufen.

Wann immer man das Gefühl hat, dass im Leben etwas Wichtiges fehlt, wenn Fragen auftauchen wie »Wozu das alles?« oder »Soll das jetzt immer so weitergehen?«, ist die Gefahr groß, dass man den fehlenden Sinn im Außen sucht: Man wird dann verführbar von angeblichen Sinnstiftern wie Konsum, Vergnügungen aller Art oder auch pseudoreligiösen Angeboten. All das kann aber nur kurzfristig ein Sinnerleben ermöglichen, denn die eigentliche Sinnfrage wird nicht beantwortet – die nach dem Eigen-Sinn. Diese Frage stellt das eigene Wollen und Können ins Zentrum und ist eine enorme Herausforderung. Denn wer nach dem eigenen Sinn fragt, muss Antworten finden auf Fragen wie: Stimmt die Richtung, die ich eingeschlagen habe? Habe ich diese Richtung gewählt, oder wurde sie mir aufgedrängt? Gibt es in mir ungelebte Seiten, die ich endlich berücksichtigen sollte, damit mein Leben einen eigenen Sinn bekommt? Was brauche ich, damit ich wirklich ja sagen kann zu dem, was ich tue? Manchmal zeigt sich dann: Um mit Eigensinn zu leben sind radikale Kurswechsel notwendig – Georg Ringsgwandel hat einen solchen vollzogen. Meist jedoch reichen kleine Gegen- und Ausweichbewegungen, um mehr eigenen Sinn ins Leben zu bringen.

EIGENSINNIG WERDEN

Eigensinnig sein bedeutet: Nach eigenen Gründen fürs Leben zu suchen und zu prüfen, ob man sich nicht schon längst von äußeren Sinngebern steuern lässt: Hat das, was ich tue, für mich persönlich eine Bedeutung? Lebe ich meine Werte? Kann ich am Ende sagen: Es war gut so, wie ich mein Leben geführt habe? Welche Ereignisse, welche Menschen haben für mich Bedeutung?
Wenn Sie sich diese Fragen stellen, sind Sie eigensinnig. Denn mit diesen Fragen erlauben Sie es sich, nach dem eigenen Sinn in Ihrem Leben zu forschen und zu klären, ob Sie falschen Sinnstiftern folgen, die keine Antwort auf die offen oder latent vorhandene Frage »Wozu das alles?« geben können. Gelingt es Ihnen, die äußeren Sinngeber durch Ihren eigenen Sinn zu ersetzen, wird das Leben nicht unbedingt leichter, aber zufriedener. Denn: Die Richtung stimmt – es ist Ihre Richtung.

Der Nobelpreisträger für Literatur des Jahres 2014, Patrick Modiano, gab in seiner Preisrede in Stockholm vor illustrem Publikum zu, dass es ihm schwerfalle, vor so vielen Menschen zu sprechen. Als er Kind war, so erklärt der 1945 Geborene, mussten Kinder um Erlaubnis fragen, wenn sie etwas sagen wollten. Und wenn dann die Erlaubnis erteilt wurde, hörte einem niemand zu. Möglicherweise habe ihn die fehlende Ermutigung, das Wort zu ergreifen, zur Schriftstellerei geführt, spekulierte Modiano in seiner Nobelpreisrede.
Auch wenn er lieber am Schreibtisch sitzt – seine Unsicherheit hat ihn nicht davon abgehalten, seine Dankesrede in Stockholm vor großem Publikum zu halten.

VI Eigensinnig werden – Erst mal so tun als ob

Wir werden erwachsen, indem wir bestimmte Dinge über uns erfahren und dem Gehörten Glauben schenken. Wir meinen, unseren Charakter zu kennen, wir wissen, warum wir uns so und nicht anders verhalten, wir glauben zu wissen, wer wir sind, wie wir auf andere wirken und von diesen eingeschätzt werden. Entspricht das, was wir über uns zu wissen glauben, alles der Wahrheit? Basiert unser Selbstbild nicht nur auf Erzählungen und Einschätzungen anderer? Leben wir Geschichten, die andere uns über uns erzählt haben, und die wir bislang nie überprüften? Geschichten, die vielleicht mit dem Satz »Du kannst nichts« anfangen und dazu führen, dass wir uns nichts zutrauen und uns hinter anderen, scheinbar Mutigeren verstecken und diesen die Führung überlassen? Oder Geschichten, die uns weismachen »Du musst es anderen recht machen«, weshalb wir alles dafür tun, dass wir bei anderen nicht unangenehm auffallen? Oder haben wir die Botschaft vernommen »Du wirst nur geliebt, wenn du unsere Erwartungen erfüllst«, weshalb wir uns unendlich anstrengen, um uns durch Nettigkeit, Hilfsbereitschaft und Nachgiebigkeit die Zuwendung zu verdienen, die wir so dringend brauchen?

Das Fatale ist, dass diese Geschichten, die wir über uns selbst erzählen, entweder gar nicht wahr sind oder nur einen kleinen Teil von der eigenen Persönlichkeit zeigen. Das bedeutet: Wir leben nicht unser volles Potential, wir gehen mit angezogener Handbremse durchs Leben. Was würden wir wohl sehen können, wenn wir zu den in der Vergangenheit erworbenen Selbstüberzeugungen auf Distanz gehen könnten? Wahrscheinlich würden wir jene Seiten in uns entdecken, die bislang ein Schattendasein führen und von denen wir vermutlich glauben, sie gar nicht zu besitzen: mutige Seiten, unbequeme Seiten, eigensinnige Seiten.

Wenn Sie jetzt denken: Diese Seiten habe ich nicht, ich bin nun mal so, wie ich bin – ich kann anderen nicht die Stirn bieten, ich will keine Konflikte, ich bin nun mal angepasst, ich kann mich nicht durchsetzen – brauchen Sie nicht zu resignieren. Es gibt einen Weg, den verschütteten eigensinnigen Anteilen in der eigenen Persönlichkeit auf die Spur zu kommen und sie nach und nach ins Leben zu integrieren. Und dieser Weg ist für jeden offen, denn er verlangt nicht, dass man gleich in allen Situationen eigensinnig ist – es reicht vollkommen, zunächst so zu tun *als ob* man eigensinnig sei. Es geht also darum, eine Rolle zu spielen, die Rolle des Eigensinnigen, der man einmal sein möchte.

Dass dies kein billiger, unsinniger Trick ist, belegen neueste sozialpsychologische Erkenntnisse. Sie zeigen, dass so manche Persönlichkeitseigenschaft, von der man allgemein denkt, sie sei unveränderbar, durch die sogenannte So-tun-als-ob-Methode beeinflusst werden kann. Diese Methode geht davon aus, dass wir alle zu mehr fähig sind, als wir denken. Denn wir sind nicht nur von unseren ererbten Fähigkeiten und der Erziehung geprägt, wir verfügen durchaus über einen Spielraum, den wir durch eigenes Handeln gestalten können. Diesen Spielraum können wir nutzen, indem wir ihn als Experimentfeld betrachten, in dem wir uns selbst anders und neu erfahren können.

Durch den So-tun-als-ob-Trick können wir schnell neue, wünschenswerte Seiten entwickeln. So erzählt beispielsweise der US-amerikanische Psychologe Neil Fiore von einem eindrucksvollen Erlebnis, das ihn zu einem Fan der So-tun-als-ob-Methode machte. Nach vielen Jahren stand er als über 40-Jähriger wieder auf Skiern. Er hatte einen Skikurs bei einem sehr guten Skilehrer namens Wendell gebucht. Der schaute in der ersten Stunde auf seine Schüler und sagte: »Ihr habt alle die neueste Ausrüstung. Aber ihr kämpft immer noch so als hättet ihr die schweren Skier und Stiefel an den Füßen von vor 20 oder 30 Jahren als ihr zum ersten Mal gefahren seid.« Und Wendell fuhr fort: »Ich habe keine Zeit, eurem alten Ich zu lehren, wie man Ski fährt. Deshalb werde ich euch jetzt andere Namen geben, die Namen von herausragenden Skifahrern.« Und so hießen die Schüler und Schülerinnen dieser Klasse nicht mehr Neil, Mary oder John, sondern Jean-Claude Killy, Tony Sailer oder Rosi Mittermaier. Als Jean-Claude Killy fuhr Neil Fiore nach drei Tagen eine schwarze Abfahrt. In diesem Skikurs kam der Psychologe zu der Erkenntnis: Man sollte nicht warten, bis man sich traut, etwas zu verändern. Denn man kann unter Umständen lange warten, bis das alte Selbst irgendwann so weit ist und die Eigenschaften zeigt, die man sich wünscht. Vielmehr sollte man einfach so tun, als sei man schon so weit, und einfach beginnen – allen Selbstzweifeln, allen Ängsten, allen Ja-Aber-Gedanken zum Trotz.

Wenn Sie sich entschließen, mit der So-tun-als-ob-Methode ein eigensinniger Mensch zu werden, müssen folgende Voraussetzungen erfüllt sein:

1. Sie müssen aufhören sich einzureden, etwas nicht zu können, zu schaffen oder zu dürfen, und beginnen, sich eine neue Geschichte über sich selbst zu erzählen.
2. Sie sollten bereit sein, neue Lernerfahrungen zu machen und sich damit eine Chance geben, andere Gewohnheiten zu bilden.
3. Sie sollten bereit sein, mehr auf die eigenen Impulse zu achten und sich zu erlauben, auf sie zu hören.

Bislang haben Psychologen angenommen, dass sich die Persönlichkeit eines Menschen nur durch einschneidende Lebensereignisse wie Heirat, Geburt eines Kindes, schwere Krankheit oder Rentenbeginn verändern kann. So hat eine große Längsschnittstudie, an der Wissenschaftler der Universitäten Münster, Mainz und Leipzig mitwirkten, gezeigt: Ändert sich das Leben, dann kommt es auch zu Veränderungen in den fünf zentralen Persönlichkeitseigenschaften: emotionale Stabilität, Extraversion, Offenheit für Erfahrungen, Verträglichkeit und Gewissenhaftigkeit. Junge Erwachsene werden zum Beispiel gewissenhafter, wenn sie ihre erste Arbeitsstelle antreten. Wenn Menschen in Rente gehen, lässt ihre Gewissenhaftigkeit wieder nach. Nach der Heirat sinkt bei den meisten Menschen die Offenheit für neue Erfahrungen und so weiter.

Offensichtlich aber reagiert unsere Persönlichkeit nicht nur auf größere Lebensereignisse, sondern ist auch für kleinere »Stupser« empfänglich: Anstöße, die von uns selbst kommen. »Machen Sie einen Unterschied«, raten denn auch systemisch ausgebildete Psychotherapeuten ihren Klienten. Und geben als Anregung ebenfalls eine So-tun-als-ob-Aufgabe, um die Klienten zu ermutigen, zunächst versuchsweise, als Experiment, etwas in ihrem Leben zu verändern, ohne gleich in eine Veränderungsangst zu geraten. Ausgangspunkt ist meist die in der Systemischen Therapie so beliebte »Wunderfrage«, die auf Steve de Shazer, den Begründer der lösungsfokussierten Kurztherapie zurückgeht. Der Therapeut versucht mit dieser Frage, den Klienten richtungsweisende Impulse zu geben: »Angenommen, Ihr Problem wäre wie durch ein Wunder über Nacht gelöst. Sie wachen am Morgen auf, und es ist verschwunden. Worin genau bestünde das Wunder, und woran würden Sie merken, dass das Wunder geschehen ist?« Meist lassen die Klienten dann sehr gerne ihre Phantasie spielen und antworten – je nach ihrem zugrundeliegenden Problem – beispielsweise: »Dann würde ich mit Freude zur Arbeit gehen.« »Dann hätte ich wieder sexuelles Interesse an meinem Partner.« »Dann würde ich endlich gehört.« »Dann hätte ich den Mut, mich zur Wehr zu setzen.« ... Der Therapeut greift die Phantasien des Klienten auf und bittet ihn, an einem der nächsten Tage einfach mal so zu tun, als habe das Wunder stattgefunden. Er soll einen Tag lang experimentieren und so tun, als würde er gut gelaunt zur Arbeit gehen oder es wagen, zu widersprechen oder einfach so tun, als fände er den Partner sexuell anziehend – egal, wie es ihm geht.

Der berühmte Hypnotherapeut Milton Erickson hat diese Methode sogar bei einem seiner Schüler angewandt, der nach vielen Seminaren bei ihm immer noch an seiner Kompetenz zweifelte. Als er Erickson fragte, ob der glaube, dass er ein guter Therapeut sei, meinte Erickson: »Tun Sie einfach so, als wären Sie einer.« Könnten Sie Erickson heute fragen: »Wie werde ich ein eigensinniger Mensch?«, dann würde er Ihnen vielleicht ganz ähnlich raten: »Tun Sie einfach so, als wären Sie einer.«

Für den Anfang reichen kleine Schritte. Suchen Sie sich Situationen, in denen Sie es sich zutrauen, anders als bisher zu handeln. So können Sie Ihren ungelebten und bislang unentdeckten eigensinnigen Seiten auf die Spur kommen. Sie werden merken: Etwas anderes als das Übliche zu tun, kann unter Umständen zu erstaunlichen Erfahrungen führen. Ein paar Beispiele:

Wenn Sie zu den Nachgiebigen und Netten gehören, können Sie zum Beispiel einen Unterschied machen, indem Sie so tun, als könnten Sie Ihre Interessen besser wahren. Und zwar so:

- Üben Sie, Ihre Bitten oder Forderungen direkt zu formulieren (»Ich will ...«, »Ich erwarte ...«) und nicht gewunden und umständlich (»Könnten Sie vielleicht ...«, »Ich möchte nicht zu viel erwarten, aber ...«)
- Üben Sie zunächst in unbedeutenderen Situationen das Neinsagen, auch wenn es kein Problem wäre, das Ansinnen des anderen zu erfüllen. Lehnen Sie zum Beispiel Einladungen oder Forderungen ab, ohne sich zu entschuldigen oder Gründe anzugeben.
- Üben Sie, eine Ware oder eine Dienstleistung zurückzuweisen, wenn sie nicht gut genug ist.

***

Wenn Sie es anderen immer recht machen wollen und ihre eigenen Bedürfnisse hintanstellen, können Sie üben, sich selbst wichtiger zu nehmen. Und zwar so:

- Folgen Sie nicht jedem Vorschlag anderer.
- Üben Sie, in Gruppen auch einmal anderer Meinung zu sein und die eigene Meinung nicht zu verbergen, selbst wenn Sie damit alleinestehen.
- Äußern Sie einen Wunsch sofort, und warten Sie nicht, bis andere ihre Wünsche genannt haben.

- Beobachten Sie, wie oft Sie sich nach den Wünschen anderer richten. Fragen Sie sich: Warum mache ich das eigentlich? Testen Sie, was passiert, wenn Sie sich verweigern.
- Stellen Sie sich konkrete Situationen vor, in denen Sie gerne eigensinniger und mutiger handeln möchten. Zum Beispiel: Endlich dem Partner sagen, dass er sich mehr um die Kinder kümmern muss. Endlich der Schwiegermutter beibringen, dass man nicht mehr jeden Tag mit ihr telefonieren will. Endlich dem Nachbarn erklären, dass man seine laute Musik nicht mehr duldet. Endlich dem Kollegen sagen, dass man seine rassistischen Sprüche nicht mehr hören will ...

***

Wenn Sie Schwierigkeiten haben, sich durchzusetzen und mit Ihren Anliegen gehört zu werden, üben Sie, etwas härter zu werden:

- Werden Sie ruhig einmal laut, wenn man Ihnen nicht richtig zuhört.
- Achten Sie auf die relativierenden und abschwächenden Floskeln in Ihren Sätzen und verzichten Sie darauf.
- Schreiben Sie einen Beschwerdebrief, wenn es die Sache wert ist.
- Brechen Sie die Verbindung zu Menschen ab, die Sie immer wieder ausnutzen oder herunterziehen.
- Wiederholen Sie Ihre Wünsche oder Forderungen, wenn Sie beim ersten Mal nicht beachtet wurden.

***

In den Prozess »Eigensinnig werden« sollte man auch den Körperausdruck miteinbeziehen. Und auch das geht zunächst mit der So-tun-als-ob-Methode. Auch über eine Veränderung der Körperhaltung kann man üben, den Eigensinn zu stärken und ihn besser zum Ausdruck zu bringen. Das hat die Psychologin Amy Cuddy von der *Harvard Business School* eindrucksvoll belegt. Cuddy konnte nachweisen, dass man mit einer bestimmten Körperhaltung nicht nur anderen seinen Machtanspruch deutlich machen kann, sondern sich selbst auch mächtiger fühlt. Wenn man einfach so tut, als ob man mächtig sei, und eine Powerpose einnimmt (wie ein Sieger beim Sport: Kopf hoch, Arme ausgebreitet), fühlt man sich selbst tatsächlich einflussreicher als vorher.

»Unsere Körpersprache beeinflusst unser Denken und unser Bewusstsein«, erklärt Cuddy. In einer ihrer Studien forderte sie Frauen und Männer auf, für zwei Minuten bestimmte Haltungen anzunehmen, die entweder Dominanz oder Unterwerfung zum Ausdruck brachten. Dann wurde der Hormonspiegel gemessen und die Teilnehmer sollten sich in einem Glücksspiel erproben. Bei denjenigen, die zuvor eine Powerpose gezeigt hatten, fand sich mehr Testosteron und weniger Stresshormon Kortisol im Blut, und diese Probanden riskierten auch beim Glücksspiel deutlich mehr als jene, die im Vorfeld zwei Minuten lang eine Unterwerfungshaltung eingenommen hatten. Auch in einer zweiten Studie zeigte sich, dass die Haltung »Ich tu mal so als ob ich mich mächtig fühlen würde«, funktioniert. Nun mussten alle Teilnehmer ein fingiertes Bewerbungsgespräch führen und saßen dabei einem Interviewer gegenüber, der die meiste Zeit schwieg und keine Reaktion zeigte. Wer vor dem Gespräch zwei Minuten lang in die Powerpose gehen durfte, kam mit dieser schwierigen Situation besser zurecht.

»Es hat weniger mit dem zu tun, was sie sagen, sondern wie sie es sagen«, stellte Cuddy fest. Die »Mächtigen« wirkten engagierter, sympathischer und zuversichtlicher als jene, die sich vor dem Interview kleinmachen mussten. Sie wirkten unsicher, unruhig und wenig überzeugend. Cuddy empfiehlt daher allen, die einen guten Eindruck hinterlassen wollen, sich vor dem jeweiligen Ereignis körperlich größer und stark zu machen. »Diese kleinen Veränderungen des Körperausdrucks bewirken Großes und können Ihren Lebensweg entscheidend beeinflussen«, ist die Psychologin überzeugt.

Verkrampfte Nackenmuskeln, hochgezogene Schultern, angespannte Gesäßmuskeln, ein gebeugter Rücken. Die meisten Menschen haben eine Körperhaltung, die alles andere als selbstbewusst und eigenwillig wirkt. Dabei handelt es sich nicht immer um ein »falsch gelerntes Bewegungsmuster«, wie der im Oktober 2015 verstorbene Psychoanalytiker Arno Gruen schreibt. »Es geht vielmehr darum, dass die durch schädliche Kultureinflüsse bedingte Art zu gehen und zu stehen, nur ein Teil eines viel umfassenderen Phänomens ist: das *Ersetzen des eigenen Willens durch einen fremden.*« Eine schlechte Haltung ist also nicht immer nur eine Nachlässigkeit, sondern es kann sich um den »Verlust autonomer Funktionen« handeln, so Gruen.

Einfach so tun, als ob man sich mutig und mächtig fühlt, kann langfristig die verlorene Autonomie zurückbringen.

Neu ist die Methode des So-tun-als-ob nicht: Schon 1959 hat der Soziologe Erving Goffman in seinem Buch *Wir alle spielen Theater* aufgezeigt, wie selbstverständlich das Rollenspiel im Alltag aller Menschen ist. Unter anderem zitiert er den US-amerikanischen Soziologen Robert Ezra Park, der bereits 1950 schrieb: »Es ist wohl kein historischer Zufall, dass das Wort Person in seiner ursprünglichen Bedeutung eine Maske bezeichnet. Darin liegt eher eine Anerkennung der Tatsache, dass jedermann überall und immer mehr oder weniger bewusst eine Rolle spielt. In diesen Rollen erkennen wir einander; in diesen Rollen erkennen wir uns selbst. In einem gewissen Sinne und insoweit diese Maske das Bild darstellt, das wir uns von uns selbst geschaffen haben – die Rolle, die wir zu erfüllen trachten –, ist die Maske unser wahreres Selbst: das Selbst, das wir sein möchten. Schließlich wird die Vorstellung unserer Rolle zu unserer zweiten Natur und zu einem integralen Teil unserer Persönlichkeit. Wir kommen als Individuen zur Welt, bauen einen Charakter auf und werden Personen.«

Empirische Studien belegen inzwischen, was Ezra Park schon vor vielen Jahrzehnten wusste: Selbst wenn man zunächst nur so tut als ob – als ob man eigensinnig wäre, als ob man einen eigenen Willen hätte und diesen auch durchsetzen möchte, als ob man sich mutig gegen Zumutungen wehrt, als ob man seine eigenen Interessen wichtiger nimmt als die anderer –, irgendwann wird aus dem Rollenspiel eine tatsächliche Facette der eigenen Persönlichkeit. Die Methode macht uns in kleinen Schritten zu dem Menschen, der wir sein wollen. Wir tun dann nicht mehr nur so, als ob wir eigensinnig wären – wir sind es!

EIGENSINNIG WERDEN

Persönlichkeitspsychologen gehen davon aus, dass 50 Prozent unserer Eigenschaften biologischer Natur sind. Ein Teil der anderen 50 Prozent wird durch soziale Erfahrungen und Umwelteinflüsse geprägt – aber nicht ausschließlich. Wir verfügen über sogenannte freie Eigenschaften, die wir ganz nach unserem Wunsch und Willen gestalten können. Das bedeutet: Wir haben die Möglichkeit, mehr aus uns herauszuholen als wir denken. Wenn Sie also glauben, Sie könnten nicht eigensinniger werden, weil Sie zu wenig Mut besitzen, schon zu alt für Veränderungen sind oder andere Gegenargumente vorbringen, sollten Sie wissen: Eigensinn lässt sich entwickeln, indem Sie zunächst so tun, als seien Sie eigensinnig. Auch wenn Ihnen ganz anders zumute ist: Nehmen Sie sich vor, nein zu sagen zu einer Zumutung; nehmen Sie sich vor, Ihre Wünsche ab sofort klar zu artikulieren; nehmen Sie sich vor, unbequemer zu sein. Spielen Sie Theater, tun Sie so, als ob Sie ein eigensinniger Mensch seien. Und Sie werden eines Tages feststellen, dass Eigensinn eine Eigenschaft ist, die ganz selbstverständlich zu Ihnen gehört.

»Auch unsere moderne Gesellschaft, die zunehmend einen öffentlichen Tugendkodex vorschreibt, muss akzeptieren, dass unsere Grundrechte die Minderheitenrechte der Eigenwilligen sind. Winston Churchill war übergewichtig, und das war nicht sein einziges Laster. Ludwig Erhard mit seiner Figur ohne rechtes Maß oder der ununterbrochen rauchende Helmut Schmidt sind keine Vorbilder für gesunde Lebensführung. Aber sind alle drei nicht auch im besten Sinne Typen? Verdanken wir ihrer Eigenwilligkeit nicht eine Menge? Vielleicht werden wir bei der nächsten Krise keine Churchills und keine Schmidts mehr haben, weil unsere Gesellschaft nur noch angepasste Menschen gebildet hat, durchtrainiert, aber im Windkanal der Konformität glattgeschliffen. Eine freie Gesellschaft braucht Persönlichkeiten.«

Udo Di Fabio

VII Die 13 Grundrechte des Eigensinns

Diese Person, die Ihnen da aus dem Spiegel entgegenschaut, kommt Ihnen vertraut vor. Sie sieht aus wie Sie, sie kleidet sich wie Sie, sie lächelt wie Sie. Aber doch ist etwas anders. Kommt es Ihnen nur so vor oder schaut diese Person selbstbewusster? Hält sie nicht den Kopf höher, wirkt sie nicht unabhängiger? Und mal ehrlich, haben Sie nicht das Gefühl, dass diese Person ganz genau weiß, was sie will? Und dass sie ganz und gar nicht so wirkt, als könne man sie wie eine Schachfigur hin und her schieben?

Was Sie da im Spiegel sehen, ist eine Persönlichkeit. Sie sehen einen »Typ mit Ecken und Kanten«, unverwechselbar, unbeirrbar, unbestechlich. Diese Person ist eigenwillig in dem, was sie tut, wie sie denkt, wie sie Dinge und Menschen bewertet. Diese Person wird von anderen respektiert und wertgeschätzt.

Was Sie da im Spiegel sehen, das sind Sie. So wirken Sie, sobald Sie es geschafft haben, den Eigensinn in Ihr Leben zu integrieren und den Dingen und Menschen, die Ihnen begegnen, einen eigenen Sinn zu verleihen.

Worin unterscheidet sich die Person im Spiegel von der Person, die Sie früher waren? Ganz einfach: Diese Person kennt die Grundrechte des Eigensinns und lebt danach. Sie weiß:

1. Ich habe das Recht, mich auf meine Seite zu stellen, wenn sich jemand mir gegenüber unangemessen verhält.
2. Ich habe das Recht, meine Stimme zu erheben. Ich schweige nicht aus Rücksicht auf andere, um sie nicht zu irritieren oder zu verärgern oder ihre Gefühle zu verletzen. Ich teile anderen mit, wo ich stehe.
3. Ich habe das Recht, nicht »nett« zu sein. Denn mir ist bewusst, dass Nettigkeit keine Garantie dafür ist, dass andere ebenfalls nett, fair und respektvoll sind. Ich weiß, wenn ich zu nett und zu nachgiebig bin, überschreiten andere möglicherweise meine Grenzen.
4. Ich habe das Recht, auf mich selbst stolz zu sein – und das auch zu zeigen. Ich mache mich nicht kleiner, nur damit sich andere in meiner Gegenwart größer und besser fühlen können.
5. Ich habe das Recht, gegen die vielen »Man-tut-man-tut-nicht«-Gebote der Gesellschaft Widerstand zu leisten. Ich habe das Recht, mich den Moden und Vorschriften des Zeitgeistes zu entziehen.
6. Ich habe das Recht »anders« zu sein. Wenn ich meine eigene Wahrheit lebe, bedeutet das unter Umständen, dass ich nicht mit dem Strom schwimme. Als eigensinniger Mensch habe ich »Vergnügen an einer Andersartigkeit«, wie der Mediziner und Psychotherapeut Till Bastian schreibt. »Ein Vergnügen, das damit zusammenhängen dürfte, dass diese Andersartigkeit nicht als fremdbestimmt und ungewollt, sondern als selbst gestaltet und gewollt erlebt wird.«
7. Ich habe das Recht, die Erwartungen, die an mich gestellt werden, zu prüfen: Will ich wirklich tun, was der andere von mir will? Welchen Preis muss ich bezahlen, wenn ich darauf eingehe? Ist mir der Preis zu hoch? Wenn eine Forderung oder ein Angebot für mich keinen Sinn ergibt,

schützt der Eigensinn meine Integrität und bewahrt mich vor Fremdbestimmung.

8. Ich habe das Recht, nein zu sagen, ohne mich schuldig zu fühlen. Ich brauche für ein Nein keine Begründung. Ich muss mich nicht rechtfertigen oder entschuldigen. Ich kann damit leben, dass der andere nicht glücklich ist über mein Nein.
9. Ich habe das Recht, geizig mit meiner Zeit umzugehen und es mit dem Historiker Carl Sandburg zu halten: »Zeit ist die Währung deines Lebens. Du gibst sie aus. Erlaube anderen nicht, sie für dich auszugeben.«
10. Ich habe das Recht, mit mir zufrieden zu sein und mich Selbstverbesserungsvorschlägen zu entziehen. Ich habe das Recht, nicht perfekt zu sein. »Gut« ist für mich »gut genug«. Ich sorge dafür, dass ich nicht Opfer fremder Maßstäbe werde.
11. Ich habe das Recht, mich zur Wehr zu setzen und lebe nach dem Motto »Ich muss mir nicht alles gefallen lassen – auch nicht von mir selbst.« Ein Satz, der auf Viktor Frankl, den Begründer der Logotherapie, zurückgeht.
12. Ich habe das Recht, von anderen höflich und mit Respekt behandelt zu werden.
13. Ich habe das Recht, selbst zu entscheiden, was für mich ein gutes und sinnvolles Leben ist.

Literatur

Robert Alberti, Michael Emmons: *Your Perfect Right. Assertiveness and Equality in Your Life and Relationships.* Atascadero 2009

Melanie Amann, Alexander Neubacher: »Wir sind keine Labormäuse«. Interview mit Udo Di Fabio. In: Spiegel 15/2015

Aaron Antonovsky: Salutogenese. Tübingen 1997. (Originaltitel: *Unraveling the Mystery of Health – How People Manage Stress and Stay Well.* San Francisco 1987)

Aaron Antonovsky: *Health, Stress and Coping.* San Francisco 1979

Jörg Asmussen: »Geld allein macht nicht glücklich«. In: Stern, 2. 1. 2014

Leo Babauta: *The Power of Less. The Fine Art of Limiting Yourself to the Essential in Business and in Life.* New York 2009

Till Bastian: Lebenskünstler leben länger. Gesund durch Eigensinn. Leipzig 2004

Joachim Bauer: Selbststeuerung. Die Wiederentdeckung des freien Willens. München 2015

Barbara Beuys: Sophie Scholl. Berlin 2011

Peter Bieri: Das Handwerk der Freiheit. Über die Entdeckung des freien Willens. Frankfurt 2007

Mathias Binswanger: Die Tretmühlen des Glücks. Wir haben immer mehr und werden nicht glücklicher. Was können wir tun? Freiburg 2006

Nataly Bleuel: »Schrecklich perfekt«. In: Süddeutsche Zeitung, 28./29. 3. 2015

Raphael M. Bonelli: Perfektionismus. Wenn das Soll zum Muss wird. München 2014
Jorge Bucay: Komm, ich erzähl dir eine Geschichte. Frankfurt 2014
Bernhard Bueb: Lob der Disziplin. Eine Streitschrift. Berlin 2008
Argir Chadzsichristev, zitiert nach Till Bastian: Lebenskünstler leben länger. Leipzig 2004
Sigrid Chamberlain: Adolf Hitler, die deutsche Mutter und ihr erstes Kind. Über zwei NS-Erziehungsbücher. Gießen 2010
Marie-Louise Conen: Ungehorsam – eine Überlebensstrategie. Heidelberg 2011
Amy Cuddy zitiert nach Klaus Wilhelm: »Mächtiger wirken? Mächtiger werden!«. In: Psychologie Heute, 4/2014
Thomas DeLeire, Ariel Kalil: »*Does Consumption Buy Happiness?*«. In: *International Review of Economics*, 57/2, 2010
Christine Demmer: »Die Gipfelstürmerin. Von der MTV-Pressesprecherin zur Jugendherbergsmutter in Oberbayern«. In: Süddeutsche.de, 17.5.2010
Andreas Dick: Mut über sich selbst hinauszuwachsen. Bern 2010
Paul Dolan: Absichtlich glücklich. München 2015
Brigitte Dorst: Resilienz. Seelische Widerstandskräfte stärken. München 2015
Roland Düringer. Leb wohl Schlaraffenland. Die Kunst des Weglassens. Wien 2013
David Eberhard: Kinder an der Macht. Die monströsen Auswüchse liberaler Erziehung. München 2015
Josef W. Egger: Selbstwirksamkeitserwartung – ein bedeutsames kognitives Konstrukt für gesundheitliches Verhalten. In: Psychologische Medizin, 22. Jg., 2/2011
Neil Fiore: *Awaken Your Strongest Self.* New York 2007

Ben Fletcher, Karen Pine: *Flex. Do Something Different.* Hatfield 2012
Gordon L. Flett, Paul L. Hewitt: *Perfectionism.* AWashington 2002
Georg Franck: Ökonomie der Aufmerksamkeit. München 1998
Erich Fried: Gründe. Gedichte. Eine Auswahl aus seinem Gesamtwerk. Berlin, 1989
Erich Fromm: Authentisch leben. Freiburg 2006
Erich Fromm: Über den Ungehorsam. Stuttgart 1982
Howard E. Gardner, Mihaly Csikszentmihalyi, William Damon: *Good Work: When Excellence and Ethics Meet.* New York 2008
Erving Goffman: Wir alle spielen Theater. Die Selbstdarstellung im Alltag. München 2001
Brian M. Goldman, Michael Kernis: *»The Role of Authenticity in Healthy Psychological Functioning and Subjective Well-Being«.* In: *Annals of the American Psychotherapy Association*, Bd. 5, 2002
Maren Gottschalk: Schluss. Jetzt werde ich etwas tun. Die Lebensgeschichte der Sophie Scholl. Weinheim 2012
Rainer Gross: Angst bei der Arbeit – Angst um die Arbeit. Bern 2015
Arno Gruen: Der Verrat am Selbst. München 1986
Axel Hacke: Apple is watching you. Das Beste aus aller Welt. In: Süddeutsche Magazin, 14/2015
Michael Haneke: Das weiße Band. Eine deutsche Kindergeschichte. Das Drehbuch zum Film. Berlin 2009
Thomas Hardy: Am grünen Rand der Welt. München 2015 (Originaltitel: *Far From the Madding Crowd*, London 1874)
Hermann Hesse: Eigensinn macht Spaß. Berlin 2012
Tom Hodgkinson: Die Kunst, frei zu sein. Handbuch für ein schöneres Leben. München 2009

Karen Horney: Neurose und menschliches Wachstum. Das Ringen um Selbstverwirklichung. Eschborn, 2008

Andreas Huber: »Beim Sinn geht es nicht um Glück, sondern um das Richtige und Wertvolle«. Ein Gespräch mit der Psychologin Tatjana Schnell. In: Psychologie Heute, 2/2014

Margrit Irgang: Geh, wo kein Pfad ist, und hinterlasse eine Spur. Freiburg 2010

William James: *The Will to Believe* (1896). Nachdruck: CreateSpace Independent Publishing Platform 2012.

Karl Jaspers: Was ist Philosophie? Ein Lesebuch. München 2013 (Hg. von Hans Saner)

Mathias Jung: Mut zum Ich. Lahnstein 2001

Jesper Juul: Nein aus Liebe. Klare Eltern – starke Kinder. München 2014

Jesper Juul, Helle Jensen: Vom Gehorsam zur Verantwortung. Für eine neue Erziehungskultur. Weinheim 2009

Gert Kaluza: Gelassen und sicher im Stress. Berlin/Heidelberg 2014

Katty Kay, Claire Shipman: *The Confidence Code. The Science and Art of Self-Assurance. What Women Should Know.* New York 2014

Heiner Kipphardt: Bruder Eichmann. Reinbek 2013

Ekkehard Kloehn: Schwierige Kinder. Reinbek 1981

Andreas Krause: »Freiwillige Selbstausbeutung«. In: Psychologie Heute, 10/2015

Ethan Kross, Igor Grossmann: *»Boosting Wisdom: Distance From the Self Enhances Wise Reasoning, Attitudes, and Behavior«*. In: *Journal of Experimental Psychology: General*, 141 (1), February 2012, DOI: 10.1037/a0024158

Kostadin Kushlev, Elizabeth W. Dunn: *»Stop Checking Email So Often«*. In: *International New York Times*, 21.2.2015

Frank J. Lee, Niels A. Taatgen: »Multitasking as Skill Acquisition«. In: Proceedings of the Twenty-Fourth Annual

Conference of the Cognitive Science Society, Fairfax 2002 (http://act-r.psy.cmu.edu/wordpress/wp-content/uploads/2012/12/372fjl_nat_2002_a.pdf)
Martin Liebmann, Interview in: Salzburger Nachrichten, 7.1.2015
Brian Little u.a.: *Personal Project Pursuit. Goals, Action, and Human Flourishing.* London 2007
Falko Löffler: Bin ich blöd und fahr in Urlaub? München 2014
Verena Maag: Kaufsucht in der Schweiz. Zürich/Chur 2010
Michael J. Mahoney: Kognitive Verhaltenstherapie. München 1998
Hilary Mantel: Von Geist und Geistern. Köln 2015
Gerd Meyer, Siegfried Frech (Hrsg.): Zivilcourage. Aufrechter Gang im Alltag. Schwalbach 2012
Jörg Müller: Gehorsam um jeden Preis? Stuttgart 2001
Ursula Nuber: Wer bin ich ohne dich? Warum Frauen depressiv werden – und wie sie zu sich selbst finden. Frankfurt 2014
Michael Pauen, Harald Welzer: Autonomie. Eine Verteidigung. Frankfurt 2015
Leonard Pearlin: *Some conceptual perspectives on the origins and prevention of social stress.* Zitiert nach Pauline Boss: Verlust, Trauma, Resilienz. Stuttgart 2008
Laurie Penny: Unsagbare Dinge. Hamburg 2015
Ernst Pöppel: Multitasking schadet unserer Intelligenz. In: Psychologie Heute, 6/2000
Gerhard Polt in: Louis Lewitan: Die Kunst gelassen zu bleiben. München 2009
Ilka Quindeau, Katrin Einert: »Die Jugend dient dem Führer. Trauma im Alter durch Krieg und NS-Erziehung«. In: Sozialmagazin 5-6, 2014
Mike Robbins: *Be Yourself – Everyone Else is Already Taken.* San Francisco 2009

John F. Robinson: *As We Like It (Today). American's Favorite Daily Activities – in Real Time. Working Paper. Maryland Population Research Center*, 1/2014

Hartmut Rosa: Beschleunigung. Die Veränderung der Zeitstruktur in der Moderne. Frankfurt 2005

Sidney Rosen: Die Lehrgeschichte von Milton H. Erickson. Salzhausen 2014

Harriet Rubin: Machiavelli für Frauen. Strategie und Taktik im Kampf der Geschlechter. Frankfurt 1999

Heinz Ryborz: Selbstbewusst! So setzen Sie sich durch und wehren Angriffe ab. Regensburg 2007

Sheryl Sandberg: Lean in. Frauen und der Wille zum Erfolg. Berlin 2013

Carl Sandburg zitiert nach Brigid Schulte, a. a. O.

Mechthild von Scheurl-Defersdorf: »Ich habe früher ganz oft, ›ich muss‹ gesagt«. In: Psychologie Heute, 7/2015

Magnus Schlette: Die Idee der Selbstverwirklichung. Frankfurt 2013

Marco Schmidt: »Auch wilde Hunde trinken irgendwann Kamillentee. Ein Gespräch mit dem Kabarettisten und Musiker Georg Ringsgwandl«. In: Frankfurter Allgemeine Zeitung, 3. 8. 2014

Tatjana Schnell zitiert nach Andreas Huber, a. a. O.

Rita Schreiber: *»(Re-)Defining My Self: Women's Process of Recovery From Depression«.* In: *Quality Health Research* 6, 4/1996

Astrid Schütz: Je selbstsicherer, desto besser? Licht und Schatten positiver Selbstbewertung. Weinheim 2005

Brigid Schulte: *Overwhelmed. Work, Love, and Play When No One Has the Time.* New York 2014

Benjamin Schulz: »Lobbyisten der Langsamkeit«. In: Spiegel online. (http://www.spiegel.de/panorama/gesellschaft/verein-zur-verzoegerung-der-zeit-martin-liebmann-ist-fuer-langsamkeit-a-854097.html)

Ernst Friedrich Schumacher: Small is beautiful. Die Rückkehr zum menschlichen Maß. Reinbek 1993
Barry Schwartz: Anleitung zur Unzufriedenheit. Warum weniger glücklicher macht. Berlin 2006
Lothar Seiwert: Bloß nicht hetzen! Interview. In: Sonntag aktuell, 26. 10. 14
Stefan Selke: Lifelogging: Wie die digitale Selbstvermessung unsere Gesellschaft verändert. Berlin 2014
Steve de Shazer, Yvonne Dolan: Mehr als ein Wunder: Die Kunst der lösungsorientierten Kurzzeittherapie. Heidelberg 2015
Kurt Singer: Zivilcourage wagen. Wie man lernt, sich einzumischen. München 2003
Andrew Smart: Öfter mal auf Autopilot. Warum Nichtstun so wichtig ist. München 2014
Kevin Spacey: »Anders leben«. In: Zeit, 20. 10. 2011
Reinhard K. Sprenger: Die Entscheidung liegt bei dir. Wege aus der alltäglichen Unzufriedenheit. Frankfurt 2015
Stiftung für Zukunftsfragen: Freizeit-Monitor 2015. Im Internet: www.freizeitmonitor.de/de
Techniker Krankenkasse: Bleib locker, Deutschland! TK-Studie zur Stresslage der Nation 2013
Eva Tenzer: »Einfacher leben: Was brauchen wir wirklich?«. In: Psychologie Heute 12/2014
Sarah Thoermer in: Marcia Nißen: Die Bedeutung der Quantified Self Bewegung im gesundheitsorientierten Kontext. Seminararbeit am Karlsruher Institut für Technologie, Fakultät für Wirtschaftswissenschaften, 23. 7. 2012
William Ury: Nein sagen und trotzdem erfolgreich verhandeln. Frankfurt 2009
Johannes Waechter: »Roberto Blanco«. In: Süddeutsche Zeitung Magazin, 11/2014
David Weeks, Jamie James: Exzentriker. Über das Vergnügen, anders zu sein. Reinbek 1997

Rosemarie Welter-Enderlin, Bruno Hildenbrand (Hrsg.): Resilienz – Gedeihen trotz widriger Umstände. Heidelberg 2012

Fritzi Wiessmann: Das Märchen vom Multitasking.http://www.sichtech.uni-bonn.de/Wob/images/62465983.pdf

Klaus Wilhelm: »Mächtiger wirken? Mächtiger werden!«. In: Psychologie Heute 4/2014

Andre Wilkens: Analog ist das neue Bio. Berlin 2015

Donald W. Winnicott: Reifungsprozesse und fördernde Umwelt. Gießen 2006

Elmar Woelm: Es ist schwer, die Tür zu finden, wenn es keine Wände gibt: Die Metapher des inneren Richters in der Hypnotherapie. Münster 2013

Carolyn Zahn-Waxler, Carol Van Hulle: *»Empathy, Guilt, and Depression: When Caring for Others Becomes Costly to Children«*. In: Barbara Oakley u. a. (Hg): *Pathological altruism*. New York 2012

Ursula Nuber

Wer bin ich ohne dich?

Warum Frauen depressiv werden –
und wie sie zu sich selbst finden

Band 19787

Frauen erkranken doppelt so häufig an Depressionen wie Männer. Warum? Gängige Erklärungen lauten: Es sind die Hormone, die Gene oder liegt in der Persönlichkeit begründet. Tatsächlich jedoch ist die weibliche Depression eine Stress- und Beziehungsstörung. Daher befällt sie auch starke und erfolgreiche Frauen.

»Die Autorin zeigt, wie man Abhängigkeiten
überwinden und wieder zu sich selbst finden kann.
Ein schlauer Ratgeber mit vielen Aha-Effekten!«
Emotion

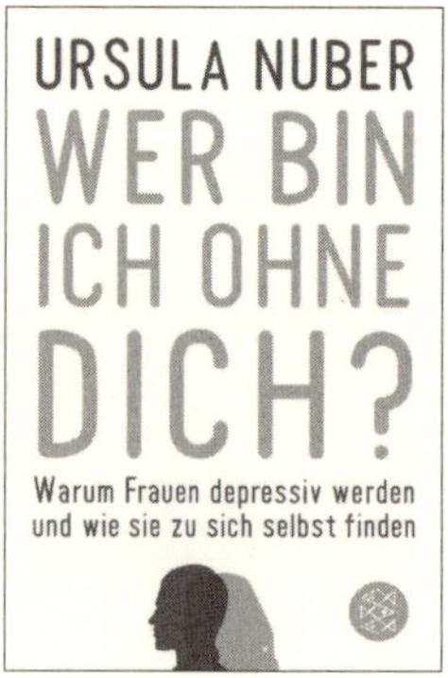

Das gesamte Programm gibt es unter
www.fischerverlage.de

fi 19787 / 1

Ursula Nuber

Was Paare wissen müssen

10 Grundregeln
für das Leben zu zweit

Band 16753

Verliebt, verlobt, verheiratet. So einfach ist das. Verliebt, verlobt, verheiratet, geschieden. So schwierig ist es. Viele Trennungen ließen sich jedoch vermeiden, wären Paaren die Mysterien und Fallstricke der Zweisamkeit klar. Ursula Nuber hat in ihrem neuen Buch auf den Punkt gebracht, was Paare wissen müssen, um ihre Beziehung zu erhalten und zu festigen. Sie beschreibt, was Liebe wirklich ist (und womit sie oft verwechselt wird), und welche Grundsteine einer Liebe die Basis geben.

Fischer Taschenbuch Verlag

fi 16753 / 1

Ursula Nuber
10 Gebote für starke Frauen
Band 16114

Dieses Buch unterstützt Frauen im Alltag. Ursula Nubers 10 Gebote sind die Pfeiler eines guten Selbstwertgefühls: Sie bewahren vor falscher Bescheidenheit, zu großer Harmoniesucht und dem Nettigkeitssyndrom. Wer sie befolgt, wird mehr Erfolg haben, das Leben leichter nehmen und es ohne schlechtes Gewissen genießen können

Fischer Taschenbuch Verlag

fi 16114 / 1